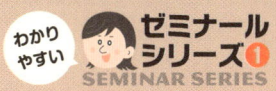

わかりやすい ゼミナールシリーズ ❶
SEMINAR SERIES

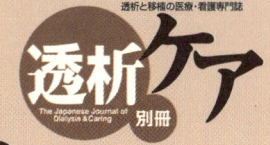

透析と移植の医療・看護専門誌
透析ケア 別冊
The Japanese Journal of Dialysis & Caring

透析ナースのための 病態生理

赤塚ゼミ

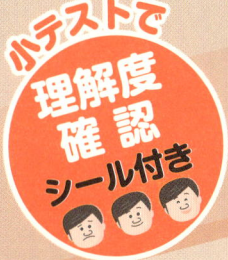

ハテストで
理解度確認
シール付き

赤塚クリニック 院長
赤塚東司雄

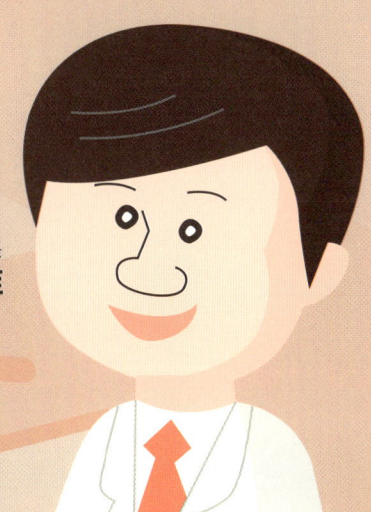

はじめに

　透析医療に携わるスタッフが、どうしてだろう？　なぜなんだろう？　と思うことを一つずつ取り上げ、とにかくわかりやすさを第一に考えたのが、約5年前に『透析ケア』誌で連載を開始した「ルーティンワークのヒミツがわかる、見直せる　透析ナースのための病態生理30分教室」でした。当時は原稿を一つ仕上げて掲載されると、それに対して読者から次々に質問が届き、それに対してまた答えを書いてと、みなさんとキャッチボールをするような気持ちで続けました。その連載のなかから要望の多かったもの、そして最近、私も講師を務めるメディカ出版のセミナー「よくばり透析ケア集中講座」で行っている講義の内容から、受講生の反響が大きいものをピックアップしてまとめたものが本書です。

　医療・看護学術書の特徴として、「とにかく間違えてはいけない」という気持ちが書き手に強くなりすぎると、あらゆる場合を想定して正確に説明しようとするあまり、読んでいる側が結局何を説明されているのかよくわからなくなる……ということがよくあります。私自身がそういう経験を多くしたことから、本書では、理解しにくいかもしれないと思われるところは「多少のことには目をつぶり、わかりやすく割り切りました！」としてしまったところもあります。これは割り切りすぎかな？　もうすこし突っ込んで正確な記述をしたほうがいいかな？　と思うところも多々ありましたが、そういう要素はあえて、ほとんどすべて省略し、わかりやすいことを最優先に、読んだみなさんが「そうか！　そう考えればよいのか！」とはたとひざを打つ、それを目標にして書き上げました。

　さて、私の狙いは当たったでしょうか？　またみなさんから声が届くのを待ちたいと思います。

2011年1月

赤塚クリニック院長　**赤塚東司雄**

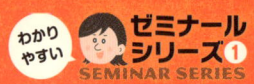

透析ナースのための病態生理 赤塚ゼミ

わかりやすいゼミナールシリーズ①
SEMINAR SERIES

透析ケア 別冊
透析と移植の医療・看護専門誌
The Japanese Journal of Dialysis & Caring

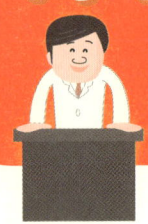

はじめに	3
本書の使いかた	8

1日目 オリエンテーション ——— 9

1時間目	腎臓のはたらき	10
2時間目	透析のメカニズム	16
1日目	小テスト	24
	解答	26

contents

2日目 患者状態の観察 — 29

- **1時間目** 血圧低下 — **30**
- **2時間目** 体重増加 — **39**
- **3時間目** ドライウエイトの設定①—血圧低下 — **47**
- **4時間目** ドライウエイトの設定②—心胸比とは — **54**

 2日目 小テスト — **64**
   解答 — **66**

3日目 検査値の見かた — 71

- **1時間目** 何のためにどんな検査をするの？ — **72**
- **2時間目** 血液検査 — **77**
- **3時間目** 循環器系の検査 — **92**

 3日目 小テスト — **102**
   解答 — **104**

4日目 バスキュラーアクセス　　107

- 1時間目　基本的な穿刺部位の選びかた　　108
- 2時間目　シャント狭窄を早期発見できる観察術　　115
- 3時間目　動脈表在化とシングルニードル透析　　122
- 4日目　小テスト　　130
- 　　　　解答　　132

5日目 合併症　　137

- 1時間目　便秘解消　　138
- 2時間目　血圧変動の激しい糖尿病患者の透析　　144
- 3時間目　血液透析中の筋痙攣　　154
- 4時間目　鉄剤投与とエリスロポエチン投与　　159
- 5日目　小テスト　　164
- 　　　　解答　　168

contents

6日目 服薬・栄養指導 — 171

- 1時間目 セベラマー塩酸塩の服用 — 172
- 2時間目 サプリメントの効果と安全性 — 180
- 3時間目 サテライト施設での栄養指導 — 188
- 6日目 小テスト — 196
- 解答 — 198

7日目 患者別チェックポイント — 201

- 1時間目 計画透析導入後間もない患者のチェックポイント — 202
- 2時間目 高齢透析患者のチェックポイント — 212
- 3時間目 認知症をもつ透析患者のチェックポイント — 222
- 7日目 小テスト — 232
- 解答 — 234

索引 — 236
著者紹介 — 239

表紙・本文デザイン／evolve design work
表紙・本文イラスト／トモダマコト
本文イラスト／ニガキ恵子

本書の使いかた

1日目から7日目まで、講義の後にすべて小テストを用意しています。講義を読み終わったら、ぜひ小テストにチャレンジしてください！小テストは各問題ごとに自身の理解度に合わせてシールを貼る欄を設けています。答え合わせをして、自身の理解度に合ったシールを貼ってください。理解度50％や80％の問題は、講義を読み直し、理解度100％のシールが貼れるようにくり返し学習しましょう！

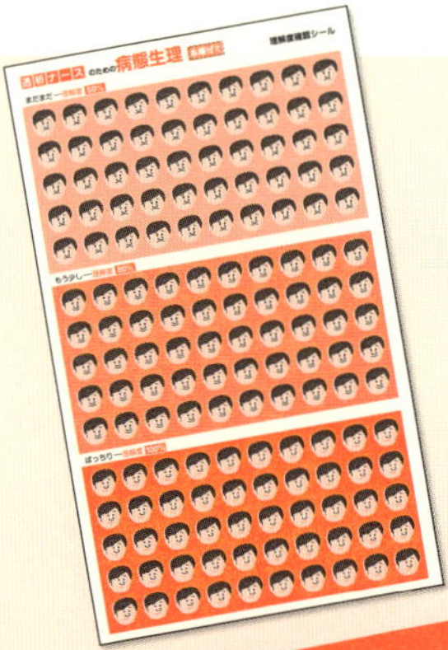

表紙をめくったところにシールが付いています。

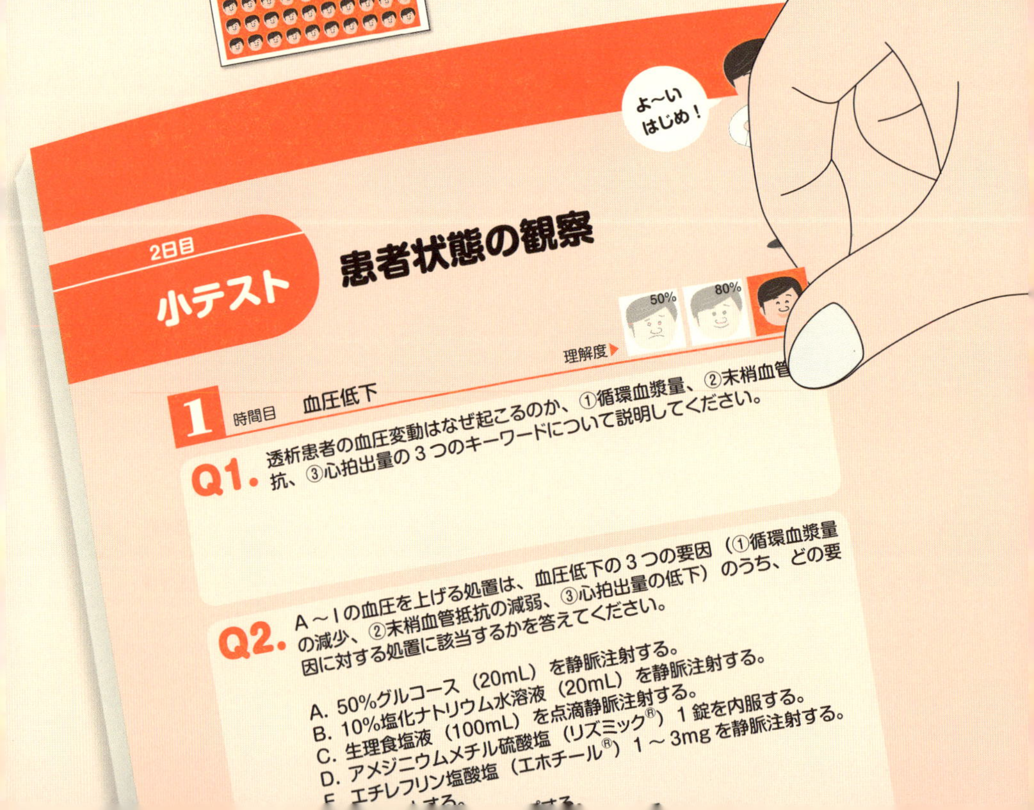

よ〜い はじめ！

2日目 小テスト　患者状態の観察

理解度　50％　80％

1時間目　血圧低下

Q1. 透析患者の血圧変動はなぜ起こるのか、①循環血漿量、②末梢血管抵抗、③心拍出量の3つのキーワードについて説明してください。

Q2. A〜Iの血圧を上げる処置は、血圧低下の3つの要因（①循環血漿量の減少、②末梢血管抵抗の減弱、③心拍出量の低下）のうち、どの要因に対する処置に該当するかを答えてください。

A. 50％グルコース（20mL）を静脈注射する。
B. 10％塩化ナトリウム水溶液（20mL）を静脈注射する。
C. 生理食塩液（100mL）を点滴静脈注射する。
D. アメジニウムメチル硫酸塩（リズミック®）1錠を内服する。
E. エチレフリン塩酸塩（エホチール®）1〜3mgを静脈注射する。

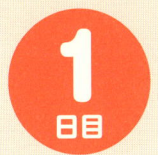

オリエンテーション

- **1時間目** 腎臓のはたらき
- **2時間目** 透析のメカニズム

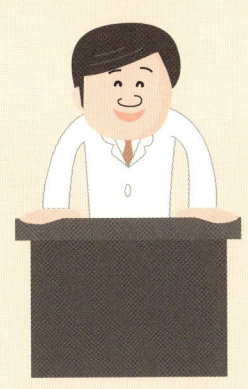

1日目 1時間目

●●● この時間のテーマ

腎臓のはたらき

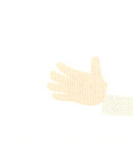

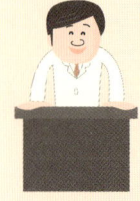

基本の確認からスタートです！

みなさんこんにちは。今日から7日間の講義を行っていきます。まずは基本の確認をしていきたいと思います。腎臓のはたらきは大きく分けると、以下の5つが挙げられます。

1. 細胞外液の量と電解質濃度を一定の水準に保つ
2. 老廃物の除去
3. エリスロポエチン（EPO）の産生
4. ビタミンDの活性化
5. アミノ酸などのさまざまな代謝

ここではまず、それぞれの役割を概観してみたいと思います。

1. 細胞外液の量と電解質濃度を一定の水準に保つ

細胞外液と電解質濃度の調節は、腎臓のさまざまな役割のなかでももっとも重要な役割です。この役割を果たすということは、生物が生存できる環境を調整維持していることといってもよいぐらいです。

ナトリウムは95％以上が尿から排泄されます

「電解質」と大雑把に述べましたが、ここではそのなかでももっとも重要なナトリウム（Na）について取り上げてみます。Naは人間の体では95％以上が尿から排泄されます。便や汗で排泄される量をすべて足しても5％以下です。そのため、ここでは話を簡単にするために、人間のNaはすべて尿から排泄されることにします。そして「すべてのNaが尿から排泄される」ということは、腎臓がその調節機能のほぼすべてを担当しているということになります。

透析患者さんが増やすのは細胞外液量

次に、電解質が溶けている人体を構成する液体について考えます。人間の体の60％は水でできています（これを総体液量といいます）。その水分は、存在する区画で大きく2つに分けられます。細胞内液量（ICF）40％と細胞外液量（ECF）20％です。これらのうちで水や電解質の外部とのやりとりを考えるときに問題になるのは、ECF20％です。これは血漿5％と間質液15％に分けられます。透析患者さんが体重を増やしてきてしまったときの増加分は、ECF20％に溜まります。

これらの区画における電解質のバランスはけっこう厳格に決まっていて、簡単に崩れたりしません。Scribner先生も言っているように、「この区画を区切る箱においては、水は自由自在に通過するけれども、電解質は一定の割合になるように力がはたらいている（＝浸透圧）」のです。このとき血漿・間質液のNa濃度は140mEq/Lで、細胞内液のNa濃度は15mEq/Lぐらいになります。この電解質のバランスは、おもに血液中の電解質のバランスとして反映されます。

生きていくうえでは、かならず食品や水分のかたちでエネルギーを補給しなくてはいけません。このとき、健常人はどれだけ好き勝手に飲み食いしても、短期的には体重（細胞外液量）も不変であり、電解質濃度も大きな変動は来しません。どれだけ好き勝手に……という言いかたはちょっと乱暴かもしれませんが、健常人（体重60kg）の1日当たり許容範囲は表[1]に示す程度で、このくらいならなんとか健常人（＝腎臓の正常な人）は生命をきちんと維持できます。

表 健常人（体重60kg）の1日当たり摂取許容範囲[1]	
水	0～30L
塩分	0～60g
カリウム	0～20g
酸	0～500mEq
カルシウム	0～30g
リン	0～30mg

カリウムについてもみてみよう

いま、もっとも重要である電解質ということでNaについて細胞外液との関係を述べましたが、ほかの電解質は

どうなっているでしょう？ カリウム（K）についてもすこし述べてみます。

Kをたとえば1日30gとったとしても、健常人であればそれがあまりに急激な速度で摂取したのでなければ、アルドステロンがどんどん産生され、Kを尿細管に分泌することで尿に濾し出してしまいます。ここでもやはり電解質の調節機能はしっかりはたらいており、それも腎臓のはたらきにより細胞外液を通じて行われていることがわかります。

このように人体に大きな影響を及ぼす電解質は、健常人においては腎臓が余剰電解質を尿を通じて排泄したり、足りないときは腎臓の尿細管から再吸収して尿から排泄させないようにしたりして行っているのです。そう、人体は電解質のみを調節しているのではなく、それに伴って細胞外液量も同時に調節を行っているということです。

水と塩はお友だち！

ここでいう細胞外液の調節は、増加か減少というかたちで現れます。循環血漿量が増加するとき、逆に減少するときはどのようなかたちで現れるのでしょう？ 水と塩はお友だちなので、単独で増減することはない、塩が行くところにかならず水はいっしょに移動するのです。単独で、たとえば……みなさんが塩分（NaCl）をたくさんとったとします。これが血管内に入って行き血清Na濃度を上昇させます。このとき、過剰になったNa濃度のせいで、のどが渇く→水が飲みたくなる、ということになるのでしたね？ このとき、もしNaだけをさっさと処分できるのであれば、のどが渇く必要なんかないとは思いませんか？ そうです、過剰になった血清Naを排泄するには、多量の水を摂取しなければならないんだな……と、気づきましたでしょうか？

そう、たくさん入ってきたNaClはそのまま排泄できず、一度水で薄めて適切な濃度になったら腎臓がしっかりはたらき、多量のNaを溶かし込んだ尿をつくってくれて、体外へ排泄できるということなのです。つまり、余分なNaが血管内にあるときに、Naを直接血管外へ出すのではなく、出したいNaに見合った水が血管内に入ってきて、水といっしょに血管外へ出ていくという行動をとる！ということです。

これが、Scribner 先生が言う「この区画を区切る箱においては、水は自由自在に通過するけれども、電解質は一定の割合になるように力がはたらいている（＝浸透圧）」ということです。

2. 老廃物の除去

血中尿素窒素とクレアチニン

「老廃物」と聞いてピンとくるものは、血中尿素窒素（BUN）やクレアチニン（Cr）ですね。腎不全になると BUN = 80mg/dL、Cr = 8.0mg/dL などと上昇していきます。このとき BUN は蛋白質から出るゴミ、Cr はおもに筋肉からでるゴミであり、これらは血管内へ入っていって腎臓で濾し取られて処理される、と習ったことでしょう。

しかし、老廃物って蛋白質や筋肉から出るゴミがすべてなのでしょうか？ ほかにはないのでしょうか？ 生物は生きていくために必要なエネルギーを食品として摂取し、水分もとります。このときかならず大量のゴミが出ますが、BUN や Cr はそれらの一例にすぎません。

体内環境の平衡を保つ

生物は呼吸の結果生じる二酸化炭素（CO_2）を呼気として排出しますが、このときの二酸化炭素は以下に示す重炭酸緩衝系で平衡が保たれています。

呼吸（肺）：$CO_2 + H_2O \Leftrightarrow H_2CO_3 \Leftrightarrow H^+ + HCO_3^-$：代謝（腎臓）

CO_2 が増えすぎると、生物は呼吸によって CO_2 を排出しようとします。H^+ が溜まりすぎると、腎臓（＝尿）から H^+ を排出することで平衡を保ちます。これら CO_2、H^+ など、溜まりすぎて排泄しなければならないものは、不要物＝老廃物であるはずです。老廃物、すなわちこれらの大量に産生される酸性物質や、蛋白質が分解して生じる窒素化合物（尿酸、アンモニアなど）を除去するというのは、単にいらないものを捨てているというだけにとどまらず、尿として体外へ排出することで、体内環境の平衡を保つ重要な役割を担っているということになります。

3. エリスロポエチンの産生

腎臓は造血ホルモンであるEPOを産生します。その起源は傍糸球体装置や近位尿細管、血管内皮細胞など諸説存在していましたが近年、尿細管間質細胞で産生されていることが証明されました。腎機能が低下する＝腎臓が潰れていくと、尿細管間質細胞もどんどん壊れていくため、EPOの産生能もどんどん低下し、腎性貧血も高度化します。

遺伝子組み換えヒトエリスロポエチン（rHuEPO）が発売されるまでの1990年以前の透析は、貧血との戦いだったといえるでしょう。何をやっても貧血が改善せず、ヘマトクリット（Ht）15～20％で息も絶え絶え、顔色が悪く、げっそりやつれた透析患者さんがどれほどいたことでしょう。輸血も頻繁に行われ、肝炎ウイルスもきちんと同定されていなかったので、多くの透析患者さんが輸血後肝炎（とくにウイルスの同定が遅れたC型が多かったのです）にかかってしまいました。

4. ビタミンDの活性化

ビタミンDは、活性型ビタミンDとして、以下のような機序で血中カルシウム濃度を高めるはたらきをもっています。
①腸管からカルシウムを吸収する
②腎臓に作用しカルシウムの血中から尿への排泄を抑制する
③骨から血中へカルシウムの放出を促進する

ビタミンDはただの食品として摂取しても、まったく上記のようなはたらきをしてくれません。肝臓と腎臓を通過してはじめて活性化ビタミンDとなるのです。だから腎機能が廃絶した慢性腎不全患者さんはビタミンDを活性化できなくなり、著しい低カルシウム状態になります。そのため、腎臓を通過する必要のない活性型ビタミンD製剤を補充しなければならないのです。

5. アミノ酸などのさまざまな代謝

腎臓は、アミノ酸や糖質などさまざまな代謝を行っています。しかし、腎機能の廃絶した透析患者さんが30年以上も生存できることからみても、本質的なものとはいえないようです。

＊　＊　＊

以上5つの役割を概説してきました。これらは生物が生存していくうえで、どうしても必要な調節作用（1、2）絶対に必要な成分の産生・活性化・代謝作用（3、4、5）といってよいはたらきです。これだけはどうしても押さえておいてほしいと思います。

逆に、腎機能が廃絶してしまったときは、これらの作用を何らかのかたちで代行してあげなければいけません。1、2の役割を代行できるのが、血液透析および腹膜透析であり、3、4、5の役割の代行は、近年開発された薬剤による補充です（活性型ビタミンD、あるいはエリスロポエチン製剤、腎不全用アミノ酸製剤など）。腎臓のはたらきとは何か？がわかれば、透析治療が何を代行しなければいけないのか？がこのようにあきらかになるのです。

この時間のポイント

1. Naと水はかならずいっしょに移動する。
2. 尿の排出で体内環境の平衡を保っている。
3. 腎機能低下→EPOの産生能も低下して腎性貧血が高度化する。
4. ビタミンDは肝臓と腎臓を通過してはじめて活性化する。
5. 腎臓のはたらきがわかれば、透析治療が何を行っているかがわかる。

〈引用・参考文献〉
1) 椿原美治．"正常な腎臓のはたらきは何ですか？"．患者・スタッフ100の知りたいに答える：血液透析はてながわかる なるほどブック．透析ケア2008年夏季増刊．大阪，メディカ出版，2008, 12-4.

1日目 2時間目

●●●● この時間のテーマ

透析のメカニズム

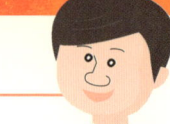

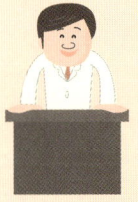

透析が担っている役割を解説します！

1時間目に解説したように、腎臓のはたらきが
1. 細胞外液の量と電解質濃度を一定の水準に保つ
2. 老廃物の除去
3. エリスロポエチン（EPO）の産生
4. ビタミン D の活性化
5. アミノ酸などのさまざまな代謝

であれば、それが廃絶した透析患者さんは5つの役割のうちどうしても必要な調節作用（1、2）、絶対に必要な成分の産生・活性化・代謝作用（3、4、5）を何らかのかたちで代行してあげなければいけません。1、2の役割を代行できるのが、血液透析（HD）および腹膜透析（PD）であり、3、4、5の役割の代行は近年開発された薬剤による補充です。それは活性型ビタミン D、あるいはエリスロポエチン製剤、腎不全用アミノ酸製剤などです。

この時間は1、2の役割代行を行う透析について解説します。

腎臓のはたらきを代行する透析

　透析には大きく分けて、HDとPDがあります。その是非、長所・短所のくわしい解説はここでは置きますが、HDとPDのもっとも大きな違いは、透析膜としていくらでも取り替えがきく人工物を使うか、劣化しても取り替えることができない生体膜（腹膜）を使うかではないかと（私見ですが）考えています。

　こういう違いはあるのですが、HDもPDも、どちらにせよ透析という作用を利用して腎臓のはたらきを代行するものであることに変わりはありません。腎移植とは決定的に違うといえます。この後の議論は、圧倒的に多数の

患者さんが治療を受けている人工透析について述べることにします。

腎臓と透析膜の違い

　生体の腎臓は、老廃物や酸、電解質、あるいは余分な水を排泄する・しないを、そのときの体の状況に合わせて自分で調節する能力がありますが、透析膜にはそんな能力はありません。膜にあいている穴の大きさを基準に、それより大きいものを残し、小さいものを濾し取って捨てているだけなのです。いくら優秀な膜ができたとしても、腎臓のように必要なものを残し、あるいは再吸収し、人体に有害なもの、不要なもの、余分なものを排泄するという、高度で賢いはたらきはできないことを、ぜひ覚えておいてください。

　透析膜は、それをどのように使うか？をわれわれがきちんと考えて設定をしないと適切なはたらきをしないのです。透析液の組成や流す量、速度、あるいは透析機における除水方法や除水速度などのいろいろな要素を考慮しないといけないのはこのためです。

透析の原理

透析にはたらく3つの力

　さて、透析を行うための膜があっても、そこに濾し取ろうとする力が何もはたらいていない環境では、透析膜はまったく役に立ちません。ですから透析膜を使って透析を行っているということは、そこには何か力がはたらいているはずなのです。

　治療としての透析は、微細な穴のあいた半透膜を介して接する濃度差のある溶液（具体的には血液と透析液）のあいだで発生する拡散・限外濾過・浸透圧の3つの力がはたらいていることによって起こる作用です。「治療としての」と断ったのは、単に透析と言ってしまうとすこし違う意味が含まれてくるからです（これは後述します）。

　そして、その膜にあいている穴が、水（＝ H_2O）あるいは分子量の小さい溶媒は通すけれども溶質は通さない程度の非常に小さな穴であった場合、

膜を通過して移動するのは水（溶媒）ということになります。

小さな穴の半透膜

　溶質は通さないが、溶媒は通る膜……という表現はちょっとわかりにくいというか、想像しにくいですね。日常生活の場面ではそこまで精密で小さな穴のあいた膜を見ることがないので当然です。そこでこれを図で表現してみましょう。

　図1では、半透膜を挟んで右側に濃い溶液が入っていて、左側に薄い溶液が入っています。そしてその溶液における溶質が、膜にあいている穴よりも大きい（図2）と、左側の溶液から水が右側に移動して、右側の溶液を薄くしながら右側の水面をぐっと押し上げることになります（図3）。この押し上げられた水面の高さの差が、2つの溶液の濃度の差であり、浸透圧ということになるのです。半透膜を介して、水（溶媒）を通過させ移動させたい

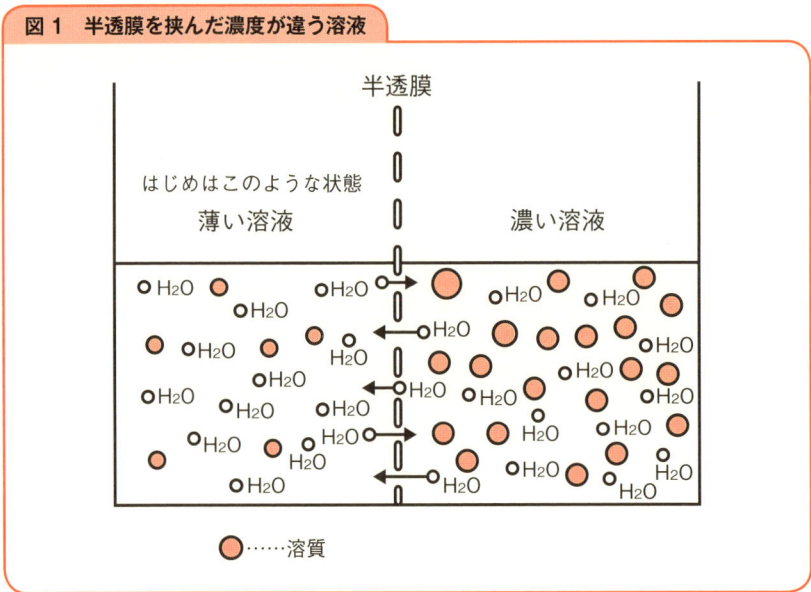

図1　半透膜を挟んだ濃度が違う溶液

図2 膜にあいた穴より大きい溶質

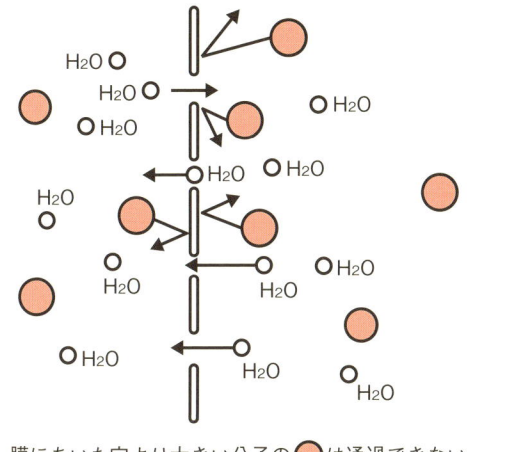

膜にあいた穴より大きい分子の ● は通過できない

図3 水の移動

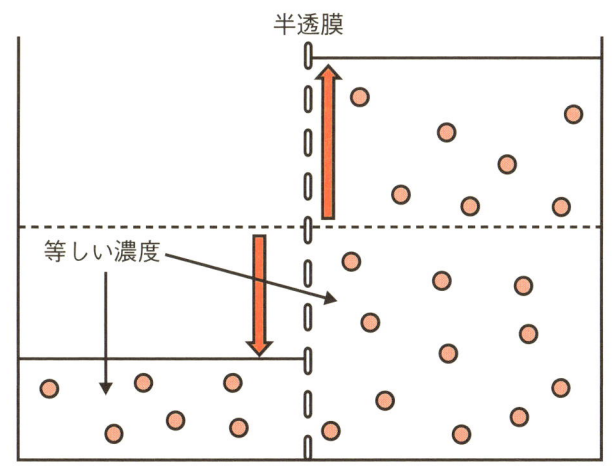

溶質●は動きません。等しい濃度になるまで水が移動し、液面に格差をつくる。

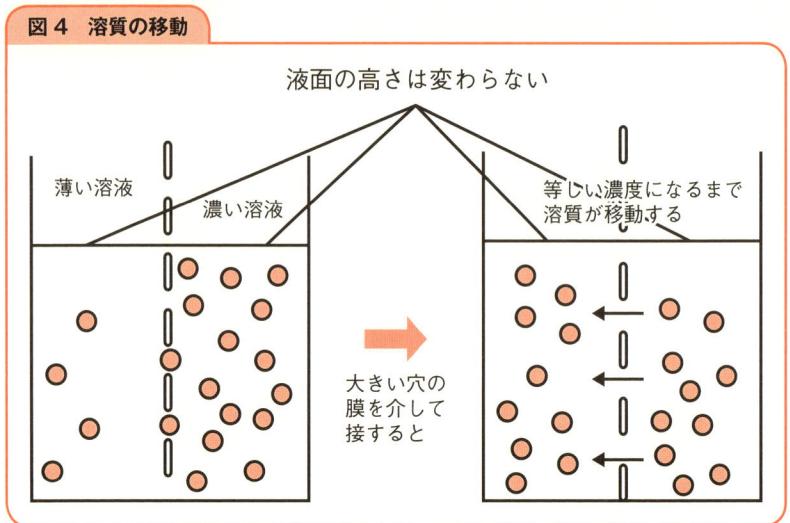

図4 溶質の移動

ときは、ものすごく小さな穴のあいた半透膜を使い、浸透圧を作用させることになります。

大きな穴の半透膜

それに対して、水（溶媒）はもちろん溶質も通すことができる大きめの穴があいた膜で、大きな溶質（＝赤血球、アルブミン）は通さないけれども、小さな溶質（＝血中尿素窒素〈BUN〉、クレアチニン〈Cr〉、尿酸〈UA〉など）は通してしまう程度の大きさの穴をあけた半透膜では、膜を通過して移動するのは溶質ということになります（図4）。

このように半透膜を介した物質の移動について、溶媒が移動する場合を浸透（osmosis）、溶質が移動する場合を透析（dialysis）と呼んでいます。治療として行われるHDは、「透析」といわれている以上、溶質を移動させることに重点を置いた呼びかたであることがわかりますね？そして、この透析膜を溶質が通過して拡がっていく作用を「拡散」と呼んでいます。溶質を移動させるという意味での透析の原動力は、拡散であるといえます。

水を移動させる力＝限外濾過

透析膜は「透析をすることができるくらいの大きめの穴があいた膜」ということになるわけですので、この大きさの穴のあいた膜を使うと、溶質の濃度差があるときには溶質のほうが移動してしまい、溶媒は動かないことになってしまいます。透析膜より相当小さい穴があいた膜でないと溶媒（＝血液の中の液体成分）を動かす浸透はできないからです。

となると、透析だけでは水を血液側から透析液側に移動させられないことになるのではないか？　除水はどんなふうにやっているんだろう？　と思った方は、私の話をものすごくよく理解してくれている人です！　そうです、透析ではほかに何か力がはたらいてくれないと、水は移動しないことになります。この水を移動させてくれるほかの力が限外濾過です。

圧力が加わるとどうなる？

図4で示した状況を作ったときに、何も力を加えなくとも拡散がはたらくので、各分子や電解質は濃度の濃いほうから薄いほうへ移動してくれる、という話をしました。ではここで、さらにどちらかに一定の圧力を加えると何が起きるでしょうか？

この状況は、浸透と比べればわかりやすいのではないかと思います。図5を見てください。これは左右の溶液のあいだにある膜を透析膜だとします。このとき、左側の溶液に力を加えて押すと、押された水は右側に移動し、右側の液面を押し上げるだろうというのがわかりますね？　また左側を押す代

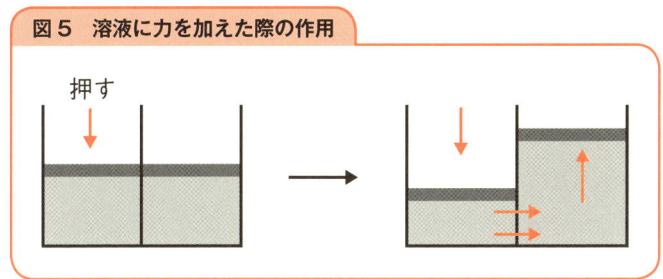

図5　溶液に力を加えた際の作用

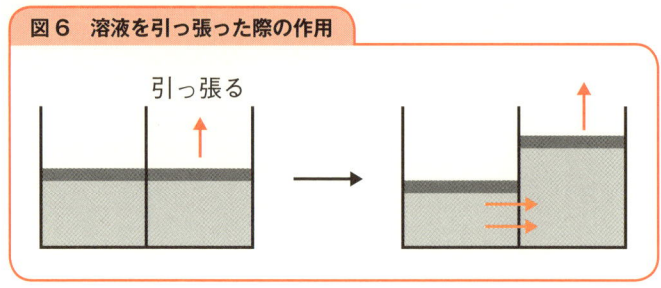

図6 溶液を引っ張った際の作用

わりに、右側を引っ張る（図6）ことでも、左側を押すのと同じ効果が得られます。ただし、このとき左側も右側もかけられた圧力が逃げないように、全体を締め切ってしまわないとこうはなりません。透析治療を行っているときは、この図5、6で示した蓋の代わりに透析回路で全体がきっちり密封されているのです。

血液がダイアライザに到達

実際の治療で行われている透析では、シャントから採取された血液がポンプに引かれて透析回路に入っていき、回路を回ってダイアライザに到達します。ここで膜を介して透析液と接しています。その後、ダイアライザを通過した血液は回路を通過して、シャントの静脈側へ到達します。回路全体にかかった圧はダイアライザの部分以外からは、どこへも逃げることができないようにしてあります。このときダイアライザの部分では、回路内全体にかかった圧により、透析液の側からもやってくる透析液の圧とぶつかり合うことになります。ここを陽圧にしたり、陰圧にしたりすることで、血液⇔透析液のあいだの水のやり取りをコントロールできることになります。

限外濾過で計画的に除水

血液側からの圧が強ければ、その圧の強さの分だけ血液側の水分が透析液側へ押し出されます。逆に透析液側から血液側へ押してくる圧が強ければ、その分だけ透析液側から血液側へ水分が押し込まれてくることになります（実際には、通常の透析では透析液に陰圧＝引く力をかけることで水を除去

しています)。この作用が限外濾過であり、この圧の強さをベッドサイドモニターでコントロールすることで、計画的に除水を行うことができます。1時間当たり血液側から透析液側に500mLの水分を移動させるという設定にするということは、患者さん側から透析液へ向けて500mLの水を捨てることと同じことです。限外濾過では、おもに水を必要な量だけ移動させることができます。

以上のように透析という作業は、下記の2つの作用を組み合わせて行っているのです。

①**拡散作用**：適切な大きさの穴のあいた透析膜を介して、濃度の違う液体同士を接した状態に置くことを利用して分子やイオン・電解質を移動させる

②**限外濾過**：適切な大きさの穴のあいた透析膜を介して、一定の圧を血液⇔透析液のあいだにかけることによって水を移動させる

この時間のポイント

❶透析膜には腎臓のような高度で賢いはたらきはできない→きちんと設定することで適切なはたらきをする。

❷透析は「拡散」「限外濾過」「浸透圧」の3つの力がはたらいて起こる作用である。

1日目 小テスト オリエンテーション

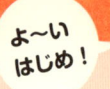
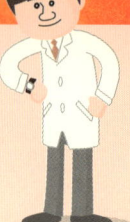

1時間目 腎臓のはたらき

理解度 ▶

Q1. 腎臓のはたらきを5つ挙げてください。

Q2. Q1で挙げた腎臓の5つのはたらきを、調節を主とした作用と、体に必要な成分の産生・活性化・代謝を主とした作用に分けてください。

Q3. 人体におけるナトリウムの摂取と排泄のルートを説明してください。

2時間目 透析のメカニズム

理解度 ▶ 50%　 80%　 100%

1日目 小テスト

Q1. 透析において発生する3つの力は何でしょうか？

Q2. 透析と浸透の違いを説明してください。

Q3. 拡散と限外濾過の違いを、移動する物質の違いに着目して説明してください。

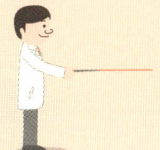 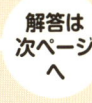

解答は次ページへ

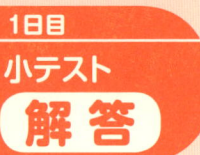
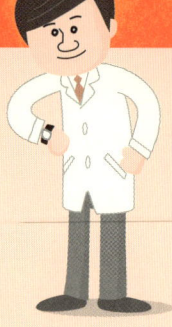

1日目 小テスト 解答

1時間目　腎臓のはたらき

A1.
①細胞外液の量と電解質濃度を一定の水準に保つ
②老廃物の除去
③エリスロポエチン（EPO）の産生
④ビタミンDの活性化
⑤アミノ酸などのさまざまな代謝

A2. 《調節を主とした作用》
①細胞外液の量と電解質濃度を一定の水準に保つ
②老廃物の除去
《体に必要な成分の産生・活性化・代謝を主とした作用》
③エリスロポエチン（EPO）の産生
④ビタミンDの活性化
⑤アミノ酸などのさまざまな代謝

A3. 日常生活では、ナトリウム摂取は口腔摂取のみです（医療的な処置である点滴など経静脈的な摂取は除きます）。排泄に至るルートは、まず口から摂取→血管内へ移動→腎臓で濾し取られ、水といっしょに体外へ尿として排泄されます。このルートで95％が排泄され、残りの5％が便や汗などによって排泄されます。

2時間目 透析のメカニズム

A1. 微細な穴のあいた半透膜を介して接する濃度差のある溶液（具体的には血液と透析液）の間で発生する拡散・限外濾過・浸透圧の3つです。

A2. 半透膜を介して物質が移動する場合、溶媒が移動する場合を浸透（osmosis）といい、溶質が移動する場合を透析（dialysis）といいます。

A3. 《拡散作用》
適切な大きさの穴のあいた透析膜を介して、濃度の違う液体同士を接した状態に置くことを利用して分子やイオン・電解質を移動させる作用です。

《限外濾過》
適切な大きさの穴のあいた透析膜を介して、一定の圧を血液⇔透析液の間にかけることによって水を移動させる作用です。

透析では、老廃物と呼ばれる物質（分子）や余分なイオン・電解質を除去することに加え、体内に蓄積した水分も十分に除去する必要があります。そのため拡散と限外濾過の両方の作用を利用する必要があります。

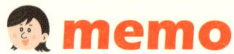

2日目 患者状態の観察

- **1時間目** 血圧低下
- **2時間目** 体重増加
- **3時間目** ドライウエイトの設定①―血圧低下
- **4時間目** ドライウエイトの設定②―心胸比とは

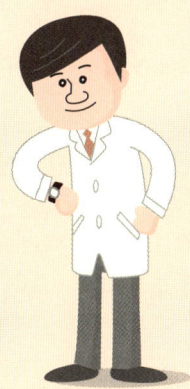

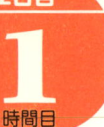

2日目
1時間目

● ● ● この時間のテーマ

血圧低下

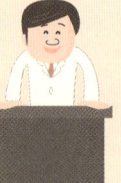

根拠を学び確信をもってケアできるようになりましょう！

　昨日の講義では、まず基本中の基本である「腎臓のはたらき」「透析のメカニズム」についてお話しし、腎臓とは何か？ 透析とは何か？ を理解してもらいました。2日目はいよいよ実際的な透析治療についての講義へと入っていきます。そこでまずは、日常の透析でみなさんが最初に、そしてもっともよく遭遇する「血圧低下」について取り上げ、「透析中に血圧が下がるのはなぜか？ そして処置によって上昇する理由は何か？」を解説していきます。

　透析も後半になってくると、あっちでもこっちでも血圧が下がり、みなさんさぞヒヤヒヤする時間を過ごしていることと思います。そして、自分たちの担当する患者さんの透析を無事終了させるために、それぞれ工夫を凝らした処置をされていることでしょう。でも……｢"どうしてこの患者さんの血圧は下がるのか？" そして "自分の行った処置のおかげで、どういう理由で血圧が上がってしっかり透析を終了することができたのか？" が完璧にわかっていれば、明日から透析室に来るのが怖くなくなるのにな｣……という人もかなりいるのではないでしょうか？ 確信をもってケアを行えるよう、ルーティンワークの根拠を勉強していきましょう。

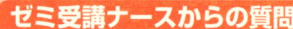

ゼミ受講ナースからの質問

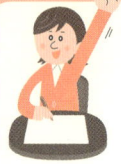

　なぜ次の処置を行うと血圧を正常化できるのですか？
1. 50％グルコース（20mL）静脈注射
2. 10％塩化ナトリウム水溶液（20mL）静脈注射
3. 生理食塩液（100mL）点滴静脈注射
4. アメジニウムメチル硫酸塩（1錠）内服
5. エチレフリン塩酸塩（1〜3mg）静脈注射

6. 下肢挙上
7. 除水を一時的にストップ
8. 体外限外濾過（ECUM）に切り替える
9. 透析液温を下げる

なぜ血圧が下がるのか？

血圧を決める要素

　質問にはおもな処置がだいたい挙がっていますね。これから、こうした処置でなぜ血圧が上がるのか、みなさんが「なるほど！」と納得できるように説明をしていくわけですが、ではまず「どうして血圧が下がるのか？」を考えましょう。血圧を決める要素は、次のようなものです。

①体液量、②レニン・アンジオテンシン系、③交感神経系
④エンドセリン・一酸化窒素（NO）系、⑤細胞内カルシウム量
⑥エリスロポエチン製剤使用の有無、⑦そのほか

　この講義では、④〜⑦は無視することにします。……うーむ、④はちょっと重要かな……。でもいまは「透析の最後の1時間の血圧をもたせる」ために講義をしているのですから、わかりやすさを優先します！　それに、透析患者さんの血圧を決める要素としては、①の体液量が大半を占めている[1]ので、後の要素はばっさり切って無視！　としても、あながち間違いではないでしょう。とくに透析終了1時間前の修羅場においては、こういう乱暴な考えも許されるでしょう。

　体液量が血圧に反映されるには、おもに表の3つの要素がからみ合います。

表　体液量が血圧に関係する3大要素

①循環血漿量：血管内にある血漿の量（体にある水分は大きく血管の内か外かに分けられ、血圧にとっては血管内の量が非常に大切です）
②末梢血管抵抗：動脈・毛細血管を主体とする血管系の容積の総和
③心拍出量：単位時間当たりにポンプで押し出す血液量

ほかにもあるのですが、この際、わかりやすく"主たる3つ"ということにします。

血圧が下がる＝袋がしぼむ

　動脈の容積が循環血漿量に見合ったものであれば、血圧は下がりません。血管という閉じた袋に水分がパンと詰まっていれば、ちゃんと圧がかかります。それが何らかの理由で入れ物の容積よりも水分が足りなくなるから、圧が下がって袋がしぼむのです。煎じ詰めると、血圧が下がる理由を考えるのは、袋（＝血管）がしぼむ理由を考えること、と言い切ってもかまいません。

循環血漿量—透析中の水分の動きに注目しよう！

水を溜めてある場所＝浮腫・むくみ

　血管内にある血液から血球成分を除いた血漿の量は、透析中どうなるでしょうか？　まず透析開始の瞬間は、いちばん循環血漿量が多くて、血管はパンパンになっているはずです。血圧も高いですね。けれど、透析の進行により除水が進むために、循環血漿量が徐々に減っていくはずです。ただし、それはどこからも循環血漿量が補充されない場合です。透析患者さんの体には、血管内以外にも余分な水を溜めてある場所があります。それを私たちは「浮腫」や「むくみ」と呼んでいます。患者さんの下腿とか腋の下とかがパンパンになっていることがありますね？　除水が進めば、アルブミン（Alb）値もヘマトクリット（Ht）値も上昇し、血清成分が濃くなります。それを薄めるがごとく、下腿や腋の下に溜められた水が血管内に補充されます。このように、血管外から血管内へ水分を補充する速度が除水の速度と等しければ、循環血漿量は減らず、血圧も下がらないはずです。

末梢血管抵抗—血管の収縮によって血管内の水分を調節

血管が「膨らむ」「縮む」

　動脈・毛細血管を主体とする血管系の容積の総和がなるべく一定になるように、血圧を決める要素の一つである「交感神経系」などの助けを借りて、

体はがんばろうとします。これもホメオスタシス（恒常性）の一つです。循環血漿量が増えれば容積は増えます。これを「血管が膨らむ」と考えましょう。そして、血圧が一気に上昇しないようにし、減れば容積を減らします。これを「血管が縮む」と考えます。そして、血管内虚脱による血圧低下で一気にショック状態に陥ったりしないように、膨らんだり縮んだりしてがんばるのです。

動脈硬化で血管の伸縮がついていけず……

けれど、透析患者さんは動脈硬化が進んでいることが多いため、伸び縮みが十分できないことも多く、あまり速く除水すると血圧が保てなくなることもあります。糖尿病患者さんではさらに動脈硬化が進んでいて、土管のようなカチカチの動脈になっていることもあります。だから、ほんのちょっとの循環血漿量の増減に血管の伸縮がついていけず、血圧降下が著しい人が多いのです。みなさんの施設でも、糖尿病患者さんで、収縮期血圧が、透析開始時は200mmHgもあるのに、血圧が急降下していき、4時間後の透析終了時には100mmHg以下になっている人がいませんか？　これは動脈硬化の激しさも一つの原因なのです。

心拍出量―静脈灌流の量が要

単位時間当たりにポンプで押し出す血液の量は、多ければ血圧が上がります。たくさん押し出すのですから、そうなります。静脈灌流量が減って、左房がパンと膨らまないと、心拍出量は減ってしまいます。逆に、非透析中にみられる透析患者さんの高血圧の多くは、膨大な静脈灌流量による心拍出量の増加と、不適切に高い末梢血管抵抗によるといわれています[2]。

さて！　患者さんの透析中の血圧はここまでで述べたような機序で決まることがわかりました。では、みなさんが毎日行っている以下の処置は、「体液量が血圧に関係する3大要素」の主としてどこにはたらきかけているのでしょうか？

Question 1 50％グルコース（20mL）を静脈注射するとどうして血圧が上がるの？

濃いブドウ糖液が血管内に入ることで、グルコース濃度を一時的に上げ、それを薄めるべく血管外から水を引っ張って循環血漿量を増やそうとしています。

Question 2 10％塩化ナトリウム水溶液（20mL）を静脈注射するとどうして血圧が上がるの？

塩化ナトリウム（NaCl）水溶液もグルコースの投与と同じ目的で、循環血漿量を増やそうとしています。水を血管外から引っ張る力は、NaClのほうが圧倒的に強くなります。水とナトリウム（Na）はお友だちです。Naが来れば、それに見合った水がかならず血管内に引っ張られてきます。

ただ、注意しないといけないのは、10% NaCl液が強力な作用をもたらしてくれるのは、あくまでも引っ張る水が体のどこかに残っている場合であるということです。透析終了間際に使用すると、もうどこからも水を引っ張ることができず、血管内に入ったNaを薄めることができません。昇圧作用は

図　ナトリウムの影響力

血漿浸透圧は……

$$1.86 \times Na\,(mEq/L) + \frac{血糖\,(mg/dL)}{18} + \frac{BUN\,(mg/dL)}{2.8}$$

$=285\pm5\ mOsm/kgH_2O$

たとえば、血糖＝180mg/dL、BUN＝70mg/dL、Na＝140mEq/L　……という患者さんだと……
　血糖による浸透圧＝180/18＝10 mOsm/kgH$_2$O
　BUNによる浸透圧＝70/2.8＝25 mOsm/kgH$_2$O
　Naによる浸透圧＝140×1.86＝260 mOsm/kgH$_2$O

合計295のうち、260がNaだから、圧倒的な影響力！ということになりますね。

ほとんどなく、ただ患者さんののどが渇いただけでした……ということになります。下腿や腋の下をよく観察し、血管内へ引っ張ってくる水が血管外にちゃんとあることを確認し、できれば透析終了まで1時間程度余裕があるときに使ったほうがよいでしょう。

> **Question 3** 生理食塩液（100mL）を点滴静脈注射するとどうして血圧が上がるの？

　これも目的は Question1・2 と同じです。ブドウ糖水溶液や NaCl 水溶液は、浸透圧を利用して間接的に血管外から血管内へ水を移動させようとしています。それに対し、生理食塩液（生食）を注入するということは、血管に Na だけでなく水そのものも入れるということですから、直接的に循環血漿量を増やそうとします。血圧が下がってしまってすぐに上げたいとき、あるいはむくみがほとんどなくなっていて、血管内に引っ張る水が体内のどこにもないときにはこの方法をとることになります。ただし、いつも生食をどんどん入れなければならないようであれば、それはつねに循環血漿量が足りないというわけですから、ドライウエイトの設定に誤りがありそうですね。

> **Question 4** アメジニウムメチル硫酸塩（1錠）を内服するとどうして血圧が上がるの？

　アメジニウムメチル硫酸塩（リズミック®）は、交感神経を亢進させ、末梢血管を締める薬剤です。つまり、末梢血管抵抗を増大させることで血圧を維持します。

> **Question 5** エチレフリン塩酸塩（1〜3mg）を静脈注射するとどうして血圧が上がるの？

　エチレフリン塩酸塩（エホチール®）には α、β 刺激作用があり、心筋収縮力を増すことで、心拍出量を増加させます。また、血管系に対しては末梢血管抵抗を増加させます。「透析終了後に、血圧がなかなか上昇してこない」

「手足が冷たくて末梢血管が開いている」「なんとか血圧を上げて帰宅できるようにしたい」といったときに行うのにとてもよい処置です。

Question 6　下肢挙上するとどうして血圧が上がるの？

　いちばん心臓から遠く、低い位置にある下肢の末梢血は戻りにくいですね。その下肢からの静脈灌流量を増やすことで、心拍出量を増やします。レオタードや弾性ストッキングをはかせるのも、下肢の静脈容積を少なくして末梢血が停滞しないようにすることで、戻りを速くしているのです。

Question 7　除水を一時的にストップさせるとどうして血圧が上がるの？

　「血管外から水分が補充される速度が除水の速度と等しければ、循環血漿量は減らず、血圧も下がらない」と先ほど話しましたね。除水のスピードに補充のスピードが追いついていないわけですから、除水を止めて血管外からの補充を待つことで、循環血漿量を保つことができます。余裕があれば、生食点滴の前に試してみましょう。体重増加が多く除水がたいへんで、たった100mLの生食すら注入するのが惜しい患者さんはいますよね。

Question 8　ECUMに切り替えるとどうして血圧が上がるの？

　通常の血液透析からECUMに切り替えるということは、"透析"と"除水"を2つ同時にやっていたのを、「"透析"を中止し、血圧を下げる要素を"除水"のみにすること」ともいえます。"透析"では尿素などの除去に伴う血漿浸透圧低下が起こります。"除水"のみにすることで細胞外液から細胞内液へと水分が移動するのを防ぎ、循環血漿量を保とうとしています。

> **Question 9** 透析液温を下げるとどうして血圧が上がるの？

　透析液の温度を下げることで、末梢血管を締めることになります。末梢血管抵抗増大作戦です。

もう一歩踏み込んだアドバイス

　さていかがでしょうか？ ふだん行っていた処置の裏側にはこんな意味合いがあったのですよ！ 処置の面からもやはり透析患者さんの、それも透析中から透析終了1時間前にかけての血圧を保つための主たる要素が体液量であって、そのなかでも循環血漿量が重要であることがわかりましたね。

自分の処置を振り返ろう

　ここまでお話ししたところで、みなさんにもう一歩踏み込んだアドバイスをします。血圧を上げる処置をいろいろ行うときに、「循環血漿量」「末梢血管抵抗」「心拍出量」の3つの作用の分類を、いつも頭に入れておいてほしいのです。そしていろいろ処置をしてもなかなか血圧が上がってこない患者さんに接したとき、「もしかして私は、3つのなかの循環血漿量の対処ばかりをやっているのではないか？」などと、ふと振り返ってみてください。

十分な観察と原因追求ができていたか？

　たとえば……末梢血管が開いてしまって、皮膚へ染み出してしまっている人……手足を触ってみると冷たく湿っているのですぐわかるのですが、こういう患者さんに生食を入れても、血圧は上がりませんよね？ 穴のあいた鍋に水を入れているようなものです。ここは一つ、「まず透析液温を下げて、それでも手足が温かくならなければエチレフリン塩酸塩（エホチール®）を1〜3mgほど投与して、開いてしまった末梢血管床を締めてから水を入れないと、無駄にボリュームの負荷になるわよねえ……」などと考えてみてください。そう、やみくもに処置をして血圧を上げようとせず、血圧低下の原因について十分な観察を行い、原因を追求してから対処するようにしてほし

いのです。

　さあ、どうでしたでしょうか？　この時間はこれで終了ですが、どうかみなさん、じっくりと何度もこの１時間目のレジュメ（ページ）を読んでみてください。そして明日からの透析では、「自分が何をしようとしているのか」をここまで掘り下げて理解してやってみたら、毎日の仕事がすごく楽しくなると思うのです。

この時間のポイント　　　　　　　　　　　　　　　　**POINT**

❶透析患者さんの血圧を決めるもっとも大きな要素は「体液量」。
❷血圧低下時にからむ３大要素「循環血漿量」「末梢血管抵抗」「心拍出量」をしっかり観察し、原因を考えよう。
❸処置にも上記の３つがからんでいるので、原因を見分けたうえで、何が適切な処置かを考えよう。

〈引用・参考文献〉
1) Mailloux, LU. et al. Hypertension in the ESRD patient : pathophysiology, therapy, outcomes, and future directions. Am. J. Kidney. Dis. 32（5）, 1998, 705-19.
2) 高光義博ほか．"水・Na代謝異常"．透析療法における心・血管系合併症と対策．東京，日本メディカルセンター，2001, 31-42.

2日目 2時間目

●●●● この時間のテーマ

体重増加

この時間は、みんなが悩んでいる患者さんの体重管理指導を取り上げます

　さて、2時間目は体重増加についてです。月曜日の朝には、「どうしてそんなに増えてくるの？」と、患者さんの体重増加量に泣きたくなる人も多いのではないでしょうか？ 体重計の前で元気に「おはようございます！」と言った患者さんが……なんと4.5kg増……なぜなのでしょう？

　透析間体重増加量を少なくするためには、塩分制限が必要ですね。塩分をとりすぎると、のどが渇いて、水分をとりすぎます。だから塩分を控えるように指導しましょう！……というふうに先輩から教わった人も多いのではないでしょうか？ ふむふむ、そうですよね、塩分制限しないと水分とりすぎになりますよね。でも、そうとだけ考えて指導していては、思わぬ落とし穴があるかもしれません。

　今回紹介するAさんは透析室スタッフとなって2年目、私のクリニックに勤務し、以前に私の講義に参加してくれたナースです。ちょうど先月、患者Bさんの透析間体重増加量をすこしでも減らせるよう取り組み始め、私もさっそくアドバイスをしました。今回はそのAさんの指導内容と、指導するなかでAさんが抱いた疑問を紹介しますので、体重増加のメカニズムについて、あらためてみんなで見直してみましょう。

ゼミ受講ナースからの質問

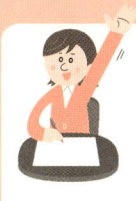

　透析2日空きの月曜日、患者Bさんは体重を4.5kg増やしてきてしまいました。私は指導をしようと、まずこんなふうに切り出しました。

私「Bさん、これからはもうすこし塩分を控えてください

ね！」
患者Bさん「しょっぱいものなんか食べていないよ」
私「でも、こんなに体重が増えていますよ。しょっぱいものを食べてのどが渇いて、水を飲んでしまったからじゃないですか？」
患者Bさん「おれはそんなもの食べないよ。のども渇かないし」
私「食事内容をチェックしてみますか？ 自分で気づかないでたくさん塩分をとっていることって、意外と多いんですよ」
患者Bさん「そうかなあ。そうでもないと思うけどなあ……」
私「塩分のためだけじゃなくて、カリウムやリンのこともあるから、このへんでもう一回食事をチェックしましょう！ ね？」

　Bさんにチェックシートを渡すと、しぶしぶながら、それでもまじめに1週間分の食事内容を、グラム数まできちんと書いてきてくれました。しかし……次の月曜日、5.5kg増！「あああぁ……」。私は突然のめまいに襲われましたが、気をとり直してチェックシートで計算してみました。塩分摂取量は、火曜日8.2g、水曜日7.3g、木曜日8.1g、金曜日8.8g、土曜日13.8g（週末、家族と外食したようです）、日曜日9.0g。確かに指示塩分量の7gをなんとか守ろうとしていました（守れていないけれど）……どう考えても、4kgや5kgも体重が増えてしまうほどの塩分摂取量ではありませんでした。

　「食事チェックシートを渡すと、どうしても少なめに書いてくる人が多いのよ」と先輩から教えられていたので、私はBさんもそうなのだろうと思いました。でも、本当のことを書いてくれないと指導ができないじゃないですか……。そこで2つの疑問があります。

1. 水分をたくさん飲んだはずの患者さんが「のどが渇いていない」と言うのは、どうしてですか？
2. 聞き取りで本当のことを言ってくれなくても、体重増加の理由を推測する方法はあるのですか？

私は、回診しながら患者Bさんのチェックシートの塩分量を確認しました。そして、検査データを眺め、1週間分の透析経過表を子細に見ました。そしてちょこちょこ計算し、Bさんにこう言ったのです。

　「うん、とった塩分量は正確に書いてくれていますね。だいたい平均8〜9gで、計算値（後ほど解説します）の10.8gともそう違わないし……。どう考えても、この程度の塩分摂取で5kgも増えないですよねえ。ねえBさん、けっこうヒマしてる時間、あるんじゃないですか？　それでお茶ばっかり飲んで、テレビの前に座ったまま、ああ、お茶5杯も飲んじゃった！　ってこと、多いんじゃないですか？」

　するとBさんは、「うわー、先生！　なんでわかるんですか？　そのとおりなんです。だめだなあ、と思っているんだけど……。でもどうしてわかるのかなあ!?」と言いました。

　そばで聞いていたナースのAさんも、「先生、どうしてそんなことがわかるんですか!?」と、目が点になっていました。

> **Question 1** 水分をたくさん飲んだはずの患者さんが「のどが渇いていない」と言うのはどうして？

水を飲まない→塩分をとらなくなる？

　毎週の血液検査では、Bさんの透析前のナトリウム（Na）濃度はいつも124〜126mEq/Lぐらいまで薄まっていました。そして先週月曜日の体重増加量は4.5kg。それを見て私は、124mEq/L（Na濃度）× 58.5（塩〈NaCl〉の分子量ですね）× 4.5kg（体重増加量）÷ 1,000（1kg = 1,000g）÷ 3日（3日間に増えた分ですから）= 10.8g/day という計算をして（この計算方法については、後でくわしく説明します）、「ふーむ、Bさんの塩分摂取量は結果的に1日10g強ぐらいになっているんだな。これで4.5kgも増えるとしたら、Bさんの体重増加は多飲によるものだな！」と当たりをつけたわけです。たぶん多飲をやめたら、塩分摂取量も1日6gくらいになるでしょう。

　そうBさんに話したところ、まだ不思議そうな顔をしています。「"塩分

を減らす→のどが渇かなくなる→水を飲まない→体重が増えない"ならわかりますけど、"水を飲まない→塩分をとらなくなる"ってどういうことですか？」というのです。

透析患者さんの体重増加パターン

どのパターンも頭に置いておこう！

体重増加には表のように3つのパターンがあります。

じつは、私たちが体重増加を防ぐために塩分制限をよく引き合いに出すのは、①と②のケースに目が向いているからです。確かに塩分の過剰摂取によりひき起こされた水分の過剰摂取が

表 体重増加の3つのパターン

①塩分摂取先行型：透析前Na濃度140mEq/Lぐらい
②混合型：透析前Na濃度135mEq/Lぐらい
③水分摂取先行型：透析前Na濃度125mEq/Lぐらい

体重増加の原因の大半ですので、その方向で指導していくのは正しいですね。だらだらと飲み続けている人では、塩分と水分の摂取が交互に起こる②のケースにあたります。しかし、なかには③のケースに該当する人もいて、そのことを忘れていると、今回のBさんのような状況が発生します。

「ニワトリが先か？ 卵が先か？」

Bさんは、計算では1日10.8gの塩分を摂取しています。が、テレビの前でお茶を飲み続ける習慣をやめたら、塩分摂取量は6g以下になり、体重増加量も2kg以下になりそうです。そう、Bさんはどっさりお茶を飲んで血漿Na濃度を下げすぎて、逆に塩気がほしくなってしまい、塩分を補給してしまうという経過で、最終的に塩分摂取量が10.8gになったと考えることもできます。

ですから、Bさんはおそらく「のどが渇いた！」なんていう経験はないのではないでしょうか？ だから、「塩分のとりすぎ→のどが渇く→だから水を飲む→そして体重を増やした」という推測に基づくAさんの指導に抵抗し

たのだと思います。彼の場合はまったく逆で、お茶の飲みすぎで、塩気がどうしてもほしくなって、それでやむなく（か、どうかはわかりませんが……）漬物をポリポリと食べていた可能性のほうがずっと高い、と思われます。

体重増加の原因にも、「ニワトリが先か？ 卵が先か？」のように、「塩分が先か？ 水が先か？」という問題があるということを、忘れてはいけませんね。

> **Question 2** 聞き取りで本当のことを言ってくれなくても体重増加の理由を推測する方法はあるの？

塩分摂取量を推定できる根拠

Naのデータも見てる？

さて、みなさんはデータを見るときに、カリウム（K）やリン（P）は一生懸命見ると思いますが、Naって意外と見ていないのではありませんか？ というより、「どういう見かたをしていいのかわからない」「むずかしくてわからない」と感じることがあるかもしれませんね。

でも、じつは、なんと！「その人の週はじめの透析間体重増加量」「透析前のNa値」の2つの情報があれば、その人の透析間の塩分摂取量も推定できますし、体重増加が多いときに前述した表の3つのパターンのどれにあたるかまで、ある程度はわかります。

水とNaはいっしょに行動するのです

Naは、人間の体では95％以上が尿から排泄されます。便や汗で排泄される量をすべて足しても5％以下です。ですから、ここでは話を簡単にするために、「人間のNaはすべて尿から排泄される」、そして「透析患者さんは2〜3年もすれば尿が100mLぐらいしか出なくなるので、尿は出ない」と仮定しましょう。「透析患者さんが一度とった塩分は体の外へ出ない」と仮定してしまわないと、推定塩分摂取量が出せないからです（そしてその仮定は、さほど大きくずれてはいません）。

一度、透析患者さんの体内に入ったNaは、透析を受けるまで外に出ることがありません。そして透析時に患者さんは除水も受けるわけですが、水とNaはお友だちなので、てんでばらばらに勝手に外へ出たりはしません。水がダイアライザを通じて外に出されるということは、それに相当するNaもいっしょに排泄されているはずなのです。つまり……

① 人間の、それも透析患者さんが摂取した塩分（NaCl）は、大部分が細胞外液の中に溜まる

② しかもNaは尿からしか出ないので、無尿（と仮定された）の透析患者さんでは、一度体内に入ったNaは透析を受けるまで絶対に外に出ない

　ということは、「透析間の体重増加量＝水の増加量」とすれば、血清中のNaの変化は、透析間の水とNaの摂取量を反映しているのではないか？ そしてそれは計算できるのではないか？ と、想定できます。

　Na摂取量を推定するのは、日常診療上、大きなメリットがあると思われます。今日はその推定法のうち、体重増加に着目した方法を紹介しました（ほかにもいろいろあるのですが、これがいちばんわかりやすいので）。パラメーターも体重増加量と透析前Na濃度だけ、という簡便さが魅力です。

　先ほど私がちょこちょこっと計算したのは、図のとおりです。そう、塩分摂取量がたいしたことがないわりには体重増加量が多いので、私は患者Bさんについて、「のどが渇いて飲んでしまう塩分摂取先行型ではなく、心理的要因から水分をついついとってしまう水分摂取先行型の人なんだな」と、あたりをつけたわけです。

> **図　1日当たりの推定塩分摂取量の算出**
> 1日当たりの推定摂取塩分量＝透析前Na濃度（mEq/L）× 58.5（NaClの分子量）
> 　　　　　　　　　　　　×週はじめの体重増加量（kg）÷ 1,000 ÷日数

この時間の本当の狙い

　この時間は、体重が増加した原因として、「塩分が先の人もいれば、水が

先の人もいるのですよ」という視点でお話ししました。しかし、本当の狙いは、

①ふだんほとんど考えないNaというものについて考えてみよう
②患者さんの言い分を、検査データなどで検証することの大切さを知ろう

ということでもあります。

　Naは非常に大切な要素であるにもかかわらず、KやPほどには透析のときに語られることがありません。人の体の中での挙動がわかりにくいからではないでしょうか？　日常診療の場面でNaというものを考えることの有用性を、Aさんもしっかり理解してくれたと思います。

患者さんとの信頼関係にも影響します

　患者さんの言うことを検査データで検証できなければ、「本当のことを言ってくれているのかな？」という疑いを含んだまま指導にあたることになります。そういう雰囲気は何となく患者さんにも伝わり、雰囲気が悪くなります。逆に「どうせわからないだろう……」と思われて、少なめに申告された

COLUMN　体液分布と浸透圧について復習しよう

　人間の体の60％は水でできています（これを総体液量といいますね）。その水分は、存在する区画で大きく2つに分けられます。細胞内液量（intracellular fluid；ICF）40％と細胞外液量（extracellular fluid；ECF）20％です。水や電解質の外部とのやりとりを考えるときに問題になるのは、細胞外液量（ECF）20％です。これらは血漿5％と間質液15％に分けられます。透析患者さんが体重を増やしてきてしまったときの増加分は、この細胞外液量（ECF）20％に溜まります。これらの区画における電解質のバランスはけっこう厳格に決まっていて、簡単に崩れたりしません。Scribner先生も言っておられるように、この区画を区切る箱においては水は自由自在に通過するけれども、電解質は一定の割合になるような力（＝浸透圧）がはたらいているのです（このときのNa濃度は、血漿・間質液で140mEq/L、細胞内液で15mEq/Lぐらいになります）。

場合、「検査データを見れば正確な量がわかるのだ」ということがきちんと指摘できないと、患者さんはついつい過少申告で乗り切ろうとしてしまい、指導の効果が上がらないことが増えてきます。これはお互いのためによくありません。

「そんなに食べないのに、飲まないのに、こんなに増えるのよね。どうしてかしら？」なんていう患者さんの発言が飛び交う透析室。「食べていない、飲んでいないなんて、そんなはずないでしょ！」と思いながらも、「見たわけでもない患者さんの私生活のことだから、わからないなあ」と思って、きちんとその矛盾を指摘できないスタッフ―患者の間の葛藤がだんだん膨らんでいきますね？そして、そういう雰囲気の悪さの原因は、残念ながらスタッフの知識不足にあることが多いのです。

Naの把握が指導のレベルアップに！

塩分摂取量も、週はじめの体重増加量と、Na濃度でわかることをきちんと指摘できるようになれば、患者さんへの指導のレベルも上がり、透析スタッフの指導を聞く患者さんの態度も変わってきます。このような場面はほかにもありますので（BUNやPなど）、そのときはこの時間の話を思い出してください。

この時間のポイント POINT

❶ 透析患者さんの体重増加の原因として、塩分摂取が先行してひき起こされる塩分摂取先行型と、水分摂取そのものがひき起こす水分摂取先行型、その混合型の3種類があることを押さえて聞き取りを行おう。

❷ 患者さんから正確な答えを引き出せるよう、言い分を検査データからきとんと検証できるようにしよう。

〈引用・参考文献〉
1) ベルディング・ハイバード・スクリブナー. 体液ー電解質バランス：臨床教育のために. 東京, 中外医学社, 1971, 211p.
2) 北岡建樹. 透析スタッフのための体液バランスの知識. 東京, 中外医学社, 2000, 102p.

2日目 3時間目

この時間のテーマ
ドライウエイトの設定①
―血圧低下

この時間はドライウエイト（DW）がどのように決められるのかについて学びます

さて、この時間のテーマは、質問をくれたナースのBさんも頭を悩ませているというDWについてです。「DWを適正にすることは透析の基本であり、QOLを向上させるもっとも重要なポイントである」と言ってもよいかもしれません。では、さっそく勉強していきましょう。

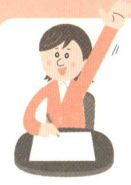

ゼミ受講ナースからの質問

DWと心胸比、血圧の関係がよくわかりません。血圧がだんだん低くなってきているのに心胸比が大きくなっていることもあれば、その逆もあります。こういうとき、その人のDWをどのように考えたらいいのでしょうか？

《質問のポイント》
1. DWが適正でない患者さんにはどのような特徴があるの？
2. DWを設定するときのチェック項目を教えて！

Question 1　DWが適正でない患者さんにはどのような特徴があるの？

こんな経験ありませんか？

　DWが適正でない患者さんの特徴を簡単にまとめると、次の2つのパターンに分けられます。
①低く設定されていると透析中いつも血圧が不安定で、家に帰ってからも元

気がなく、皮膚もかさかさになっていて、あきらかに脱水症状と思われる状態で毎日を過ごしている。
②高めに設定されていたり、あるいはDWは適正な値と思われるけれども、体重増加量が多すぎて、透析終了時にDWから毎回2kgも残して終わるような人は、血圧が高く顔も一見張りがあって色艶よさそうに見える。

困ったことに、②のような人は体が高い血圧に慣れており、DWが低く設定されている人のように透析終了時にげっそりしていないので、「自分は体調がいいのだ！ だからこれでいいのだ！」と言ってゆずらない、ということを、みなさん経験していませんか？

設定が低くなりがちなのは女性？

私は、①のように「DWの設定が低くなりがちな人は、女性に多いな」と、以前から思っています。なぜって？ だって女性はみんな「太った」と言われるのが嫌で、スリムであることを望むようですので、DWを上げるときは激しく抵抗され、下げるときは大喜び、ということになりがちでしょう？ この点だけを考えても、透析医療というのはただ単に医学的に正しいだけでは、患者さんを説得できないなあ……と、いつも思います。

Question 2 DWを設定するときのチェック項目を教えて！

7つのチェック項目

DWを設定するとき、私は以下のような点をチェックしています。
①透析中の血圧の推移
まずは透析の経過表を見てチェックします。
②心胸比（cardio-thoracic ratio；CTR）
本日4時間目でくわしく解説しますので、すこし待ってください。
③透析間体重増加量が多いかどうか
「透析の最後に血圧が下がる」とはいっても、透析間体重増加量が1kgの人と、3kgの人とでは意味が違いますよね。一気に3kgの水を引いてDW

に到達すれば、最後に血圧が大きく下がるのは当然です（そういう人に限って、「DWが低いのだ！」と主張することも多いですが……）。透析間体重増加量とは、壁から飛び降りるときの壁の高さだと思ってください。もちろん、増加量が大きいほど高い壁です。1kgは50cmの高さの壁、3kgは150cmの高さの壁に相当します。50cmからなら安全に飛び降りられる人でも、150cmの高さなら大けがをしてしまいます。つまり、1kgなら血圧は安定しているけれども、3kgなら血圧は急降下して患者さんはふらふらです。当たり前の話だと思うのですが、そう簡単にはいかないのが悩みの種ですね。

④透析終了後、ベッドから起き上がるまでに時間がかかるか、また家に帰ってから起きて活動できるか、ぐったりして寝たままにならないかどうか

この点は、回診のたびにかならず確認します。患者さんだけでなく、担当ナースにもかならず確認するのです。患者さん本人の感じかたもそうですが、担当しているナースの感じたことは、ほとんどの場合正解です。

⑤透析中の補液量の増減の具合・頻度など（④と似ている視点です）

経過表のうえでは、血圧はとても安定しているように見えるけれども、担当ナースが血圧低下前に早めの補液処置をしてくれているおかげで無事終了していた、ということはよくあります。「だから、毎回300gぐらいずつ予定よりオーバーして終わっていたのか」「この補液で入った300gがDWの足りない分なのか」ということがよくあります。

⑥患者さんが低めの設定を好む人か、高めの設定を好む人か

「DWを上げる」と言うといつも激しく抵抗する人にどうすれば納得してもらえるか、回診の際には、そのあたりの腹のさぐり合いをすることになります。私は、あいさつのときの様子や、検査結果を伝えているときの表情や口調から、今日言うか、心胸比の結果が出るまで待つかを見計らったりしています。慢性疾患ならではの、患者さんとのコミュニケーションの瞬間です。

⑦検査結果のチェック（とくにDWに関連する検査は、血清アルブミン〈Alb〉値、血清ナトリウム〈Na〉値）

血清Alb値、血清Na値からは、単純にDWが適正かどうかだけではなく、

その人の体内環境が適正かどうかがわかります。

血清 Alb 値について

　Alb には、血管内の水のとどまりかたを調節する機能があります。たとえば血清 Alb 値が 3.3g/dL（心胸比がふだんより小さく血圧が低い状態）の人と、4.0g/dL の人とでは、微妙に意味が違います。

▶ [A] 血清 Alb 値が 3.3g/dL 程度で栄養状態の悪い人

　このような人は、心胸比が小さくて透析中の血圧も低く、けっこうつらそうなのに、足を見ると透析後でもむくんでいることがあります。いくら血圧が低くて透析中たいへんそうでも、こんなに足がむくんでいる人の DW を上げてよいのでしょうか？

　こういうケースでのむくみは、本来血管内にとどまってほしい水分が、血清 Alb 値が低いせいで血管外へ出ていってしまって起きているものなのです。むくみにごまかされて DW を下げようなどと考えると、さらに血圧が下がって患者さんがショック状態に陥るという事態になりかねません。このケースでは、DW を上げて経過観察しますが、DW を上げるのは一時しのぎの対策にすぎません。栄養状態改善のための方策を考えなければなりません（もちろん、それはとてもむずかしいことですが……）。

▶ [B] 血清 Alb 値が 4.0g/dL ある栄養状態のよい人

　こういう人は、見たままの対応でよいです。体に存在する水分は、血清 Alb が十分にあるおかげで、速やかに必要なだけ血管に入ってきます。血清 Alb 値が低い人のように、本来血管に入ってきてほしい水分が間質にとどまってむくみの原因になっているというようなことはありません。DW は、心胸比が小さければ上げ、血圧が低くても上げ、その逆なら下げる、ということでよいのです。

　血清 Alb 値 3.3g/dL の人は、本質的な解決にはなりませんが、血圧を上げるためにやむなく DW を上げています。4.0g/dL の人では、何のためらいもなく、本質的な解決策として DW を上げています。

血清 Na 値について

透析前血清 Na 値が 143mEq/L と高く、透析によって 137mEq/L まで下げても、いつも透析間体重増加量が 4kg を超えるという人。こういう人は、塩分を相当量摂取していると考えてもよいでしょう。本日 2 時間目の講義でも取り上げた、透析前 Na 濃度と透析間体重増加量から摂取塩分量を推定する式（あくまでも推定です。完全に正確というわけではありませんよ！）から考えてもあきらかです（図）。

では、摂取塩分量がものすごく多い人の心胸比や血圧は、いったいどうなっていると思いますか？「同じように体重を 4kg 増やしてくる人で、透析前血清 Na 値が 130mEq/L の人と、143mEq/L の人の血管内はどう違うのか」ということです。血清 Na は本日 1 時間目の講義でも説明したように、間質などから水を引っ張ってくるパワーはいちばん強いですね。

図　1 日当たりの推定塩分摂取量の算出

1 日当たりの推定摂取塩分量＝透析前 Na 濃度（mEq/L）× 58.5（NaCl の分子量）
　　　　　　　　　　　　　× 週はじめの体重増加量（kg）÷ 1,000 ÷ 日数

こんな人のドライウエイトは？

Na 値が高いのに手足のむくみはほとんどない！

さて、以上のように Na 値が高い人は、体中の水が血管に集まるせいで、よりパンパンに膨れてしまっていることが想像できます。心胸比もやたらと大きく、血圧も高く、それなのに手足のむくみがほとんどない。なぜでしょうか？　そう、体中の余った水がすべて血管内へ引っ張られてしまうからです。こういう人の DW は、どのように設定すればよいのでしょうか？

まずは正論

まず本人に十分話して、塩分摂取量を少なくさせることが必要です（簡単に実践できるとはもちろん思っていませんが、一応正論を述べます）。体重増加量以上に血管内への水の移動が激しいために、血圧も激しく変動し（も

ちろん高くなります)、動脈硬化もどんどん進展します。透析中のNa値の変動も激しいので、血圧の上下がさらに激しくなります。心胸比も、ある意味正確かどうか判定に困る事態になりますし、血圧もその人本来の状態よりも激しく上下するでしょう。しかも設定したDWよりいつも余っているので、誰もこの人の真の姿を知らない、つまり、「この人にとってベストのDWはどのくらいなの？」とみんなで頭を抱える代表的なケースなのではないかと思います。

私ならこうする！

私なら、なんとか説得して1回多く透析に来てもらって、まずDWまで引いてみます。そしてそのとき、透析終了後の家庭血圧や体調をくわしく聞き、さらに透析前後で胸部写真を撮っておきます。そしてナースや臨床工学技士と相談します。そう、当たり前の基本的なことを、再度しっかりやってみるのです。

DWは複雑で人間的なもの

私はいつも、以上のような点に気を配って、「この人のDWは適正かどうか？」を毎回考え、DWを頻繁に調整します。DWとは、「心胸比が何％だから、この人のDWはこうだ」というような単純なものではなく、けっこう複雑で、そしてとても人間的なものなんだなあ、ということがおわかりでしょうか？

まとめ

さて、冒頭で質問してくれたナースの意図に答えることができたでしょうか？ すこしむずかしかったでしょうか？ しかし、DWを決めるという作業は、これだけの思考の結果、出てくるものなのだということがわかってもらえれば、この時間の講義は、まずは成功だと思っています。

ちょっと高レベルなお話

さて、最後に応用問題です。先ほど「体液浸透圧を決定する要素はNa、血糖、BUNだ」と言いました。「えっ？ Albが入っていないのはどうして？」

と思いませんでしたか？ そう、あそこで言ったのは、「血漿中に溶解している電解質によって血漿に水を引く力（体液浸透圧の90％に相当します）」ということであり、残りの10％程度はこのAlbなどによる力です。これを膠質浸透圧（oncotic pressure）といい、1895年にStarling先生が発見しました。血管壁を通過しない蛋白分子（これがAlbですね）の力によって、血漿の濃度が組織間液の濃度よりほんのわずかだけ高く保たれており、そのおかげで間質液側の静水圧（押す力）が高くなって毛細血管に水が移動し、血漿量が維持できるのです（そういう力がなかったら、つまり血管内と組織間の静水圧が均衡していたら、血管内に水が適切な量だけいつもとどまっていてくれませんよね）[1]。以上、ちょっと深いところまで興味をもった方のための解説でした。

この時間のポイント POINT

① DWが低めに設定されている人は透析中の血圧が不安定であったり、脱水症状がみられたりするためわかりやすいが、高めに設定している人や引き残りのある人は一見元気そうに見えることが多いので要注意。

② 同じDWの人でも血清Alb値によって、同じくらいの体重を増やしてくる人でも血清Na濃度によって、それぞれ体内の状態がまったく異なるので要注意。

③ DWは、複数の要素から設定されるべき、複雑なもの。きめ細かなアセスメントを行って、頻繁に調整しよう。

〈引用・参考文献〉
1) ベルディング・ハイバード・スクリブナー．体液－電解質バランス：臨床教育のために．東京，中外医学社，1971, 30.

2日目 4時間目

この時間のテーマ

ドライウエイトの設定②
―心胸比とは

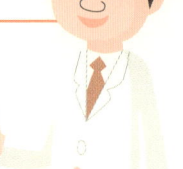

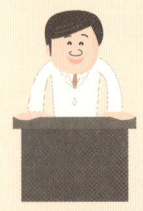

心胸比について考えてみましょう

　3時間目では、ドライウエイト（DW）がどのようにして決められるのかについて勉強しました。DWを設定する際のチェック項目には、①透析中の血圧の推移、②心胸比（cardio-thoracic ratio；CTR）、③透析間体重増加量、④透析終了後の活動状況、⑤透析中補液の量・頻度、⑥患者さんが低めの設定を好むか、高めの設定を好むか、⑦検査結果（とくに血清アルブミン〈Alb〉、血清ナトリウム〈Na〉）などがあります。

　この時間の講義では、なかでも重要な指標となる「心胸比」を取り上げます。まずは受講生のナースから心胸比についてわかりにくい点を挙げてもらいましたので聞いてみましょう。

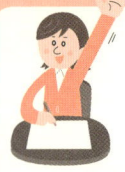

ゼミ受講ナースからの質問

　よく、「心胸比も、DWの指標としては限界がある」というような話を耳にします。どうしてですか？　どのようなときですか？　また、「心胸比50％以下」が適正といいますが、心胸比50％以上でDWを設定している患者さんがいますよね？　これは、どういうことなんでしょうか？　意味のある診断をするには、どうすればよいのですか？

《質問のポイント》
1．心胸比があてにならないのはどんなとき？
2．心胸比がDWの指標となるのはどんなとき？

4 ドライウエイトの設定② —心胸比とは

2日目

Question 1　心胸比があてにならないのはどんなとき？

何のために心胸比をみる？

「心胸比は50％ぐらいがいい」と昔からいわれています。それは、「正常なかたち、正常な向き、正常な心筋の状態、正常な体格でというような、たくさんの前提条件が満たされたうえであれば、50％に落ち着く」という意味です。これらの条件のどれかが欠けていれば、当然50％にはなりません。

まず、何のために心胸比をみるのかを考えます。胸部写真に写っているのは、肺・心臓・胸郭・肋骨・胸椎・横隔膜・胃のガス・肝臓の陰影などです。そのなかで、今回の話にもっとも関係してくるのが、心臓と肺と胸郭です。そして次に、横隔膜と胸椎です。

case1　十分息を吸い込む前に撮影して胸郭が小さく撮影されてしまった
→呼吸のタイミングがぴったり合っているかどうかチェック！

その心胸比はほんとに同じ？

心胸比というのは、心臓と胸郭の比を計算したものです。胸郭は息をいっぱいに吸い込んだときと、しっかり吐き出してしまった後とでは、人によっては20〜30mm違ってしまいます。吸い込んでいる途中で撮られると10mmくらいは違ってきます。

たとえば、心胸比が先月は心臓／胸郭：122/244mm＝50％、今月は心臓／胸郭：130/260mm＝50％だとします。このとき、「心胸比が同じなので、変わっていない」と思ってはだめですね。心臓の大きさは、1ヵ月で130－122＝8mm大きくなっています。もし、胸郭の大きさが変わっていなければ、心胸比は130/244mm＝53.3％になっていたはずです。この数字であれば、「心胸比が1ヵ月でかなり大きくなっている！ DWを下げなくちゃ！」という

話になる可能性があります。ところが胸郭もいっしょに大きくなっているので（260 − 244 = 16mm）、心臓が大きくなったことが隠されてしまい、心胸比が同じに見えているだけなのです。じつはこれ、かなり頻繁に起きる事態です。

患者さんのよくある話

では、いったいどうしてこんなことになったのでしょうか？「わからないことは患者さんに聞け」の原則で、さっそく聞いてみましょう。

▶ **患者さん**

「先月は、『息を吸って！』って言われて、まごまごして吸いきれないうちに途中で写真を撮られてしまったんです。あの人、せっかちなんですよね。今月の人は『はーい、息を吸って、いいですか？ 撮りますよ？』と、私の様子を見ながら、息を吸い込みきったタイミングにちゃんと合わせてくれるんです。だからしっかり吸ってから撮影できました」

はい、これもじつはよくあることです。心胸比を測るということを十分に意識しないで胸部写真を撮ると、こういうことが非常に多くなります（図1）。

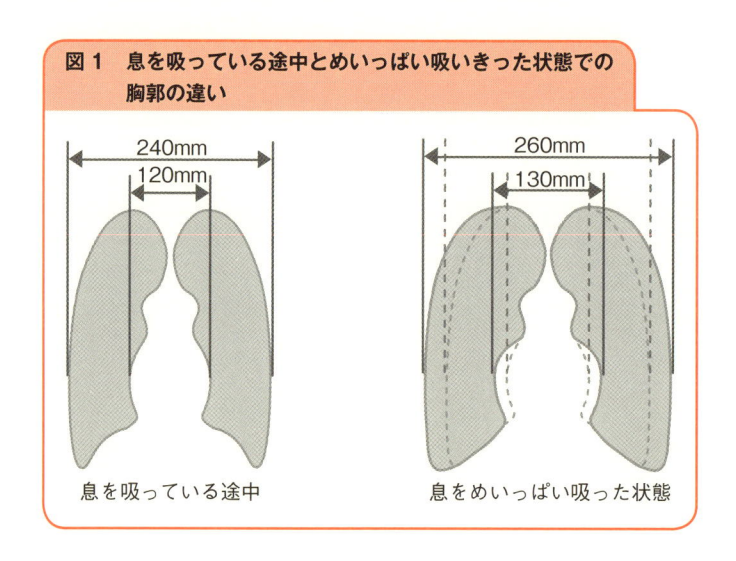

図1　息を吸っている途中とめいっぱい吸いきった状態での胸郭の違い

息を吸っている途中　240mm／120mm

息をめいっぱい吸った状態　260mm／130mm

診療レベルというのはこういうつまらないことに足を引っ張られて、簡単に低下してしまうということは、みなさんも日ごろ経験しませんか？ 医療者が「決められた手順の意味を理解しようと努力すること」、そして「手順を自己判断で省略しないこと」がとても大切です。これは事故防止にもつながっていくことです。

case2　心不全を起こしている
→心胸比を比較するときは、％だけではなく、心横径も比較すること

そこには事実が隠されている！

　心胸比が同じであるからといって、かならずしも循環血漿量の状況まで同じであるとはいえません。case1 で示したように、同じ心胸比50％でも、肺も大きくなったために心臓が大きくなったという事実が隠されてしまい、心胸比は50％だったけれども、心臓の大きさを実際に測ってみると、「先月120mmで今月は130mmと、10mmも違っていた」ということはよくあります。もちろん、そうした事態を見逃さないようにするために、心胸比の数字だけでなく、「120/240 = 50％」ときちんと書いてくれる医師もたくさんいます。しかし、現実には「50％という数字が同じなら、変わっていないな……」と思い、つい先月の写真と比較せずにそのまま流してしまいがちですよね。

答えを導き出すためのヒント

　ですから、「どうすれば『心横径が先月よりも大きくなっているのではないか？』と疑うことができるか？」が、大切です。心横径が120mmのときより、130mmのときのほうが、右房→右室→肺動脈→肺→肺静脈→左房を駆け巡る血液量は多くなります。では、このときの肺はどのように写っているのでしょうか？ じつは、ここに答えがあります。つまり、「心不全状態のときの肺は、どのように写るか？」を知っていれば、ヒントが得られるはずです。心不全を起こしていない肺は、X線を通過させてしまう空気が大量に

吸い込まれており、黒く抜けて写ります。ところが、心不全状態だと肺に血液が多くなり、すこし白っぽくぼやけて写るようになるのです。この白っぽいぼやけこそが、血液によってX線の通過が邪魔された所見です。

🧑‍⚕️ 肺野が明るい？

それとは逆に、脱水によってこの肺―心臓ユニット全体を駆け巡る血液が減ってしまうと、心臓は小さくなり、肺もX線がよく透過して真っ黒に写ります。医師がよく胸部写真を見て、「肺野が明るいね」というのを聞いたことがないでしょうか？ 胸郭の中で心臓が小さくなると、肺の占める面積がその分大きくなりますね。さらに肺の中の空気の割合が増えて、肺全体が黒く抜けて写ります。この状態を「肺野が明るい」と呼びます。脱水＝循環血漿量の減少の所見です。だから心胸比が先月と同じでも、①肺野が明るければ、心横径は先月よりももっと小さい可能性が高い、②肺野が白っぽければ、水分が多くなっていて、心横径は先月よりももっと大きい可能性が高い、といえます。

case3　心臓を構成するパーツが大きくなっている
　　　　→心臓が本当に大きくなっているが、循環血漿量とは関係がない

以下のように、心臓のパーツが大きくなる場合もあります（図2）。

①心筋肥大を起こして心筋が分厚くなっている場合

高血圧の人の心臓に多い。高い圧に負けないようにするために、心臓の壁が厚くなるのです。

②心外膜（心臓自体を外から包んでいる膜）と心臓のあいだに心嚢液が大量に溜まった場合

心臓を包む袋に水が大量に溜まって、心臓がその中で浮いている状態です。

こうした場合も、実際に心臓が大きくなってはいるのですが、循環血漿量は変化していないことを理解したうえで、DW決定の資料としなければなりません。

4 ドライウエイトの設定② —心胸比とは

図2 心臓を構成するパーツが大きくなっている場合

- 心臓
- 心筋が分厚くなっている
- 本当の心臓の大きさ
- 心外膜と心臓のあいだに心嚢液が溜まった状態

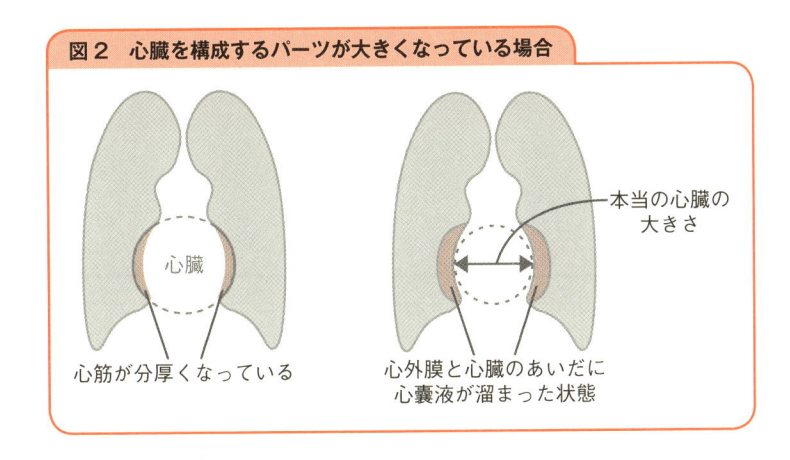

case4 心臓が見かけ上、大きくなっているだけの場合
→心臓の形が変わっている

　これには横隔膜の上昇が影響することがあります。横隔膜が上昇すると、それまで立っていた心臓が横に寝てしまいます。いままでは立っていた縦を測っていたのに、斜めを測ることになります（図3）。

　横隔膜が上昇するのは、①肝臓が肥大したり、腹水が溜まって下から押し上げられる場合、②肺結核で上葉がつぶれたり、肺切除などにより肺が小さくなって、胸郭内圧が下がって上から吸い上げられて小さくなる場合の2とおりがあります。

→撮影時の条件で見えかたが変わる

　写真を撮ったときの条件がいままでと変わる場合の典型的なパターンが以下です。

①呼吸が合わない場合

　これは胸郭径を測ればすぐにわかります。

②斜位がかかっている場合

　放射線が向かう方向に対して体が斜めを向いている場合などで、これは胸

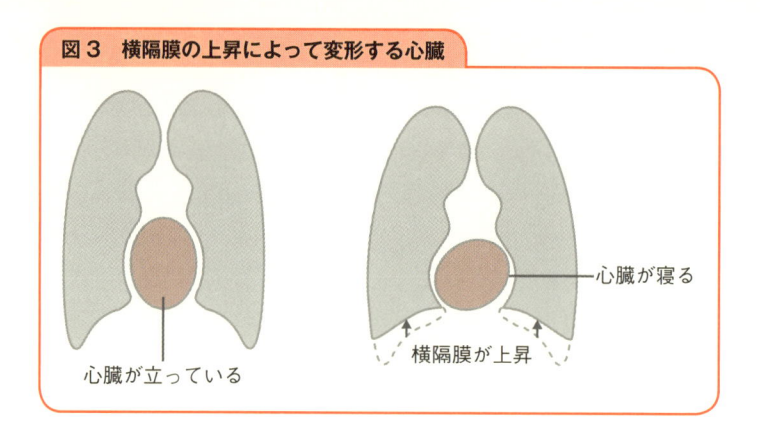

図3　横隔膜の上昇によって変形する心臓

心臓が立っている　　心臓が寝る　　横隔膜が上昇

椎の向きがずれているのを確認すればわかります。

勘違いしていないか確認！

　いかがですか？ おおざっぱに挙げただけでも、心臓が大きくなる理由はこれだけたくさんあります。そのなかに、本当は心臓ではなくそれを取り巻く環境が変わっていたり、心筋そのものが大きくなっていたりと、勘違いを起こさせる条件がたくさんあるのです。これらの要因をすべてチェックして、勘違いしていないことを確認し、そしてはじめて心胸比やDWを考えることができるのです。

Question 2　心胸比がDWの指標となるのはどんなとき？

　心臓が大きくなるときは、先ほど話したように、大きく見えるだけで、心臓自体は実際には大きくなっていない場合と、本当に大きくなっている場合とがあります。そして、本当に大きくなっている場合でも、DWの指標となるのは以下のような場合に限られています。

心臓の中の血液量が増減した結果、変化する心臓の大きさ

循環血漿量が多くなると、心臓も大きくなります。そして、この全身を巡る血液の多い少ないの推移をみるために、心胸比というものを毎回測定しているのです。これが、本来DWの指標として使われる際に心胸比が示すとされる、心臓の大きさの意味です。ただ、これにも全身の血液量そのものが増える場合と、全身の血漿量は変わらないのに、心臓の拍出能力が落ちて（＝心臓が悪くなったせいで）血液が心臓に停滞する血漿量だけが増えて、心臓が大きくなる場合の2つがあります。

心胸比だけをドライウエイトの指標としないこと

すべての要素が一つの方向を示しているか？

3時間目にも述べたように、患者さんの体液量の多い少ないを論じるときには、たくさんの要因を考慮してはじめて結論が出てくるものなのです。どれか一つだけをみて判定すると、たいへんなことになるのがわかりますよね。血圧が高いだけでもだめ、心胸比が大きいだけでもだめ、足のむくみがあるだけでもだめです。すべての要素が矛盾なく一つの方向を示しているかどうかが、じつはいちばん大切です。

条件は揃っているか？

たとえば、ある患者さんが痩せてきて、DWを下げなければならないと考えるとき、以下のような条件がすべて揃うはずです。

①血圧が上がってきている
②心胸比が大きくなってきている
③足がむくんできたり、手が握りにくくなってきている
④ここ何ヵ月かの血液検査で透析前血中尿素窒素（BUN）が低くなっており、食欲が落ちていることが推定される（透析後のBUN値が変わっていない、血液中の物質の除去率が変わっていないことが前提です。透析時間を3時間から4時間に延長したときは、透析後のBUNは、3時間だと26.0mg/dLなのが、4時間だと17mg/dLまで下がってしまうこ

とはよくあります。透析後 26mg/dL からスタートしていた BUN が、17mg/dL からのスタートになると、次の透析前の検査結果は以前ほど上昇しないことになります。こういうときは BUN 値が落ちても、食欲が落ちたのではなく、透析量が多くなった、ということになるはずですね）

揃わないとしたら、その理由は何か？ ちゃんと説明がつくのか？ ということを考えなければなりません。

先入観をもたずに！

もちろんこうしたことを考えてチェックするのは、医師の仕事です。ナースであるみなさんに知っておいていただきたいのは、「DW とは何か」「心胸比とは何か」「どれだけのことを考えてそれらを決めるのか」ということです。そして、それだけたくさんの条件があるということは、「簡単に『こうだろう』と思い込むと間違うことがある」「先入観が入りすぎると、だいたい間違いを犯すもの」と、相場が決まっているのです。

韓流ドラマに学ぶ

今回いろいろ細かい状況を考えているなかで、私は韓国ドラマ『宮廷女官チャングムの誓い』のなかで、医女養成学校の教授がチャングムを諭す場面を思い出しました。彼は、みずからの聡明さと知識に頼って患者さんの観察を十分にしないまま診断を下すチャングムに向かって、「医療者は、聡明である必要はない。深くあるべきだ」と叱ります。「深い」が表す意味はいろいろありますが、「『自分が間違っているかもしれない』という恐れを、いつも抱いていなさい」というニュアンスだったように記憶しています。自分の判断と患者さんの状態とに食い違いが生じたとき、つねに「自分の判断に誤りがあるのではないか」と恐れを抱くことはとても大切で、その姿勢が先入観を排除してくれるような気がします。

DW を決めるときの条件一つをとっても、これだけ落とし穴がたくさんあるわけですから、「自分はもしかして間違っているのではないか？」「見落としている条件がないか？」と考えることは、とても大切だとあらためて思いました。

2日目 4 ドライウエイトの設定② ―心胸比とは

さて、3時間目、4時間目と、すこし理屈っぽい話が続いたかもしれません。これらの話の内容の細かい部分までを覚える必要はありません。患者さんのDWの変更が、何となくしっくりこない、納得がいかない場合に、患者さんの状態とつき合わせて調べるための材料になればいいなと思います。

> **この時間のポイント** POINT
>
> ❶ 心胸比の数値そのものだけではDWの指標とならないのは、①正しく撮影されなかったとき、②心不全・肺うっ血を起こしているとき、③心筋や心外膜が大きくなっているとき。
> ❷ DWも心胸比も、さまざまな条件（とくに肺の状態、胸郭の状態、心臓の位置・姿勢など）が揃ってはじめて信用できるデータとなる。

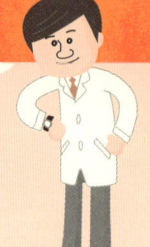

2日目 小テスト 患者状態の観察

1 時間目　血圧低下

理解度 ▶ 50% 80% 100%

Q1. 透析患者さんの血圧変動はなぜ起こるのか、①循環血漿量、②末梢血管抵抗、③心拍出量の3つのキーワードについて説明してください。

Q2. A〜Iの血圧を上げる処置は、血圧低下の3つの要因（①循環血漿量の減少、②末梢血管抵抗の減弱、③心拍出量の低下）のうち、どの要因に対する処置に該当するかを答えてください。

A. 50%グルコース（20mL）を静脈注射する。
B. 10%塩化ナトリウム水溶液（20mL）を静脈注射する。
C. 生理食塩液（100mL）を点滴静脈注射する。
D. アメジニウムメチル硫酸塩（リズミック®）1錠を内服する。
E. エチレフリン塩酸塩（エホチール®）1〜3mgを静脈注射する。
F. 下肢挙上する。
G. 除水を一時的にストップする。
H. 体外限外濾過（ECUM）に切り替える。
I. 透析液温度を下げる。

Q3. 応用問題です。透析の後半にどんどん血圧が上がってきてしまう患者さんがいます。これはどういうことなのでしょうか？ 考えられる理由と対処方法を答えてください。

2時間目　体重増加

理解度 ▶ 50% 80% 100%

Q1. 体重増加の3つのパターンを説明してください。

Q2. 患者Aさんの中2日空いた週はじめの透析日の血清ナトリウム濃度が136mEq/L、透析間体重増加量が3.5kgだったとします。Aさんの1日当たりの摂取ナトリウム量は何gと推定されるでしょうか。

3・4時間目　ドライウエイトの設定

理解度 ▶ 50% 80% 100%

Q1. ドライウエイトを設定するときのチェック項目を7つ挙げてください。

Q2. 心胸比を測定し、先月と同じ50%になりました。先月は125（mm）/250（mm）＝50%であり、今月は130（mm）/260（mm）＝50%でした。今月と先月の違いを撮影時の呼吸状態と、患者さんの痩せ具合を推定して説明してください。

Q3. 患者さんの血圧が上昇してきており、心胸比も大きくなってきました。患者さんが痩せてきていることが推測されます。このとき、血液検査の結果を確認して、もう一つ患者さんが痩せてしまった証拠をつかみたいと思います。血液検査のどの部分を読んで判定すればよいか説明してください。

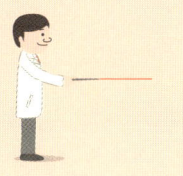

解答は次ページへ

2日目 小テスト 解答

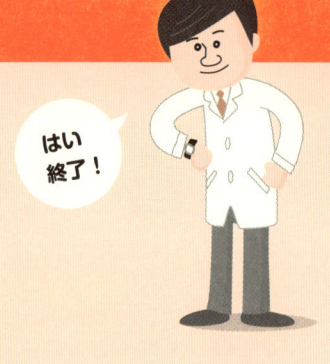

> はい 終了！

1 時間目　血圧低下

A1. 動脈＝血管系全体を閉じた袋として考え、この袋に水分が十分に詰まっていれば、必要な圧がかかり袋は膨らみます。これが圧がかかっている状態です。しかし、入れものの容積よりも水分が足りなくなってしまったときには、袋がしぼんでしまい、圧が下がります。つまり、血圧が変動する理由を考えるということは、この袋に見立てた血管がしぼんだり膨らんだりする理由は何か？　と考えればよいことになります。

①**循環血漿量**：袋の容積が一定で、水が減れば袋はしぼんでしまいます。逆に水が増えれば袋は膨らみます。水が減ったとき、人体は血管を収縮させて血圧を維持します。逆に増えたときは血管が拡張することで、血圧を低下させます。人体の血圧調整はこのようにはたらきますが、循環血漿量の変化が急激で、その分を血管収縮・拡張でカバーしきれないときに血圧が変動します。

②**末梢血管抵抗**：水が同じ量であるのに、袋の容積だけが大きくなったら袋はしぼみ、逆に袋が縮んだら袋はパンと張ってしまいます。循環血漿量とは関係なく、袋から得られる圧が末梢血管抵抗です。

③**心拍出量**：袋の容積も水の量も変わらなくても、ポンプの押し出す力が落ちてしまうと、袋に圧がかからなくなります。心拍出量の低下で血圧が下がるときの状況です。

　以上のように、血圧は一つだけの原因ではなく、循環血漿量の増減、血管拡張・収縮の程度、心拍出量の変化などの要素がからみ合った結果として、変動します。

A2. ①A、B、C、G、H：循環血漿量を増やす、あるいは保ちます。
②D、E、I：末梢血管抵抗を増大させます。
③E、F：心拍出量を増やします。

A3. 透析前は血圧があまり高くないのに、透析が進み除水が進行していくほど血圧が上昇してしまう透析患者さんがいます。除水が進めば循環血漿量が減少していくので、血圧が下がっていくはずなのに、おかしいとは思いませんか？

じつは！ こういう患者さんは、体の多くの結合組織に多量の余分な水分が保持されていて、体全体としてたいへんな水余りになっていることを表しています（要するに、ドライウエイトの設定が間違っているのです）。体中に余分な水を溜めているわけですから、血管から水を引いても引いても、どんどんplasma refilling（間質から血管内への水分の還流）が起こり、血管に水が補充されてしまうのです。余分な水が引かれることで心不全も解消されていくので、心臓も最初よりどんどん元気に動いて心拍出量を増やしていき、血圧が上がってくるということです。

透析後半に血圧が上がってくるときは、ドライウエイトを相当下げなければなりません。それなのに、血圧が上昇したから降圧薬を出しておしまいにしようとしていると、「先生！ いくら降圧薬を飲ませても血圧が下がりません」「じゃあ、もう一錠飲ませて」「先生！ やっぱりだめです！」と言っているあいだに肺水腫で救急搬送……ということになります。

2時間目　体重増加

A1. ①**塩分摂取先行型**：塩分をとる→のどが渇く→水を飲む→体重が増える（血清ナトリウム濃度＝140mEq/L以上になることが多い）。
②**混合型**：塩分も水も両方とっている→どっちがどうというわけではなく増えていく（血清ナトリウム濃度＝135〜140mEq/L）。
③**水分摂取先行型**：水分をどんどんとってしまう（血清ナトリウム濃度＝

125〜130mEq/Lまで下がる)。塩分をあまりとらないので、別にのどが渇いているというわけではない。

　塩分摂取でのどが渇くから水を飲むだけではなく、生活習慣上のいろいろな理由で人は飲んでしまうことがある、ということを頭のどこかにおいて患者さんと接するべきです。

A2. 136mEq/L（ナトリウム濃度）× 58.5（ナトリウム分子量）× 3.5kg（体重増加量）÷ 1,000（1kg = 1,000g）÷ 3日（中2日なので3日間）= 9.3g（1日当たり）

　上記のように摂取ナトリウム量が推定できますが、これは相当大雑把な計算だということをお忘れなく。

3・4 時間目　ドライウエイトの設定

A1.
①透析中の血圧の推移
②心胸比
③透析間体重増加量が多いか？少ないか？
④透析後の様子はどうですか？
⑤透析中の補液量の増減、処置の頻度
⑥患者さんがドライウエイトより低めを好むか？高めを好むか？
⑦検査結果のチェック

A2. 先月と今月では、心胸比の胸の値が250mmと260mmで10mmも違っています。つまり先月は呼吸が合わなくて、十分息を吸い込む前に撮影されてしまい、胸が実際より小さく写ってしまったことがわかります。それに対して、心臓の大きさは先月125mm→今月130mmで5mm大きくなっています。このことから、撮影時の呼吸が今月並みにぴったり合っていれば、先月の50％という測定値は125/260 = 48.1％ぐらいだっただろうということが推定されます。この場合は、先月に比べて今月はすこし痩せたなと判断します。

A3. 痩せてくるとしたら、栄養不良になってきているはずです。しかも突然痩せるのではなく、過去1ヵ月くらいのあいだにそれなりの理由があったはずです。たとえば……

① 水分ばかりとっていて、ろくに食べていなかった→透析経過表を見たら、体重増加量はそれまでとあまり変わらない。血液検査の血中尿素窒素（BUN）を見ると、ふだん60mg/dL程度あるのに、この1ヵ月は30mg/dL程度まで落ちていた……というような事態になっていることでしょう。心胸比の変化を裏づける生活上の変化があったわけですから、当然の結果として痩せたのだ、と自信をもって言えますね。

② 肺炎を起こして熱を出していた→体力も気力も栄養状態も消耗しゲッソリしているはず。間違いなく痩せていますね。

③ 1ヵ月の入院生活から帰ってきた→こう言ってはなんですが、病院の食事（だけ）を1ヵ月も食べ（させられ）ていたら、激痩せする透析患者さんが増えます。入院前後の血清アルブミン（Alb）値や、入院中のBUN値などをチェックすべきです。入院食は、栄養学的には正しい（と信じられている）食事のはずなのに、患者さんが弱って痩せてしまうことは非常によくあります。高齢者の場合に多いのですが、ふだんの食事とあまりにも違う食事に切り替わってしまい、食べる気がしなくて摂食状況が悪くなっていて大半を残してしまっているのに、そんなことには関係なく、せっせと正しい食事（のみ）を出し続けられるとこうなります。まじめな人は、家からこっそり好きなものをもってきて……とか、スタッフの目を盗んで出前でも……なんて考えもしないので、余計に危険です。

痩せたと判断されるときは、摂食状況が悪い期間がしばらくあるはずですから、過去のBUN値の推移をしっかり見てください。血清Alb値も大切ですが、BUNのほうが情報としてはより重要だと言っておきます。なぜなら血清Alb値が下がってくるくらい栄養状態が悪化するような場合、それまでに私たちはBUNの低下を10回くらいは見ているはずです。血清Alb値の低下があるまで患者さんの栄養状態の悪化に気がつかないとしたら、ふだんの検査や体重増加をちゃんと見ていない施設なんだな……と思われても仕方がありません。

COLUMN　まじめな人は危険です

　この前、私の施設の外来に健康診断の結果をもってきた初老の女性がいました。昨年に比べてたくさんの項目が悪くなっている、と沈痛な面持ちです。何が悪くなっていたかというと、まず血清ビリルビンが 0.7 → 1.2mg/dL に上昇、血清アミラーゼが 110 → 180IU/L へと上昇、尿潜血が±から++、ウロビリノーゲンも+++ へと、上昇していました。こんなに一気に悪くなって……と泣き出さんばかりです。ほかに異常は指摘されていなかったのですが、ヘマトクリットが 37 → 42 ％へと上昇していました。確かにたくさんの検査が異常値を示しているようですが、全体を見ていると共通の特徴があることに気がつきました。

「あの、この健康診断を受けに行く前の日から当日の朝にかけてのことなんですけど、すこしでも水を飲みましたか？」

「いえ、"前日夜9時以降は絶飲食"と書いてあったので、いっさい食事も水も飲んでおりません！」

「ははあ、やっぱり。朝の尿の色ひどく濃かったのではないですか？」

「まあ！ 確かにそうです。すごい濃い黄土色でした。検査は午後からだったので、のどは渇くし、お腹は空くし、すごくつらかったのを覚えています」

「ははあ……あなたは書いてあることをまじめに守りすぎて、ひどい脱水になったんですね。ふつうは前日夜9時から午後まで絶飲食なんてとんでもないことが書いてあったら、『そんなことできへんわい！』と言って、適当に飲み食いして健康診断に行く人が大半です。そういう人は脱水にならないので、こんなすごい数字は出ないんですよ」

「まあ、それならいいんですけど……」

「あの、それを証明するために採血をしなおしたいんですけど、まさか今日も昨夜から絶飲食で来ていただいたのではないですか？」

「はい、採血も検尿もきっとあると思ったものですから……」

「明日以降、ふつうに飲んだり食べたりしてから外来に来てくれませんか？ それから採血しましょう」

　結果は、みなさんおわかりでしょう。すべての検査結果がちゃんと薄まって、正常に戻っておりました。検査結果を読むときも、その人の性格をよく把握しておかないと、とても危険です。

3日目

検査値の見かた

- **1時間目** 何のためにどんな検査をするの？
- **2時間目** 血液検査
- **3時間目** 循環器系の検査

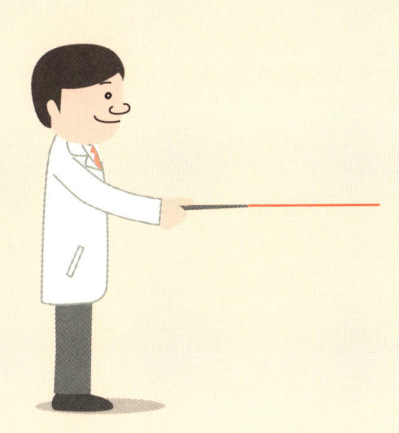

3日目 1時間目

● ● ● この時間のテーマ

何のために
どんな検査をするの？

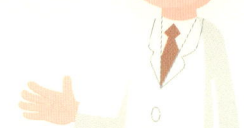

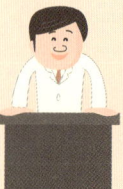

検査を行うそもそもの目的について学びましょう！

　今日は、透析患者さんと切っても切れない関係にある検査を取り上げます。検査の具体的な話の前に、いったい私たちは何のために検査をしているのか？について、しっかり押さえておかないといけません。本論は2時間目です。ここでエネルギーの大半を使いますので、この時間はさらっと大きく「検査とは何のためにするのか？」をあきらかにしておきたいと思います。それでは、はじめます！

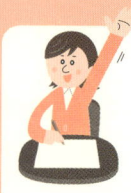

ゼミ受講ナースからの質問

　透析患者さんに対しては、定期的な血液検査をはじめ、理学的検査なども行っていますが、これらの検査は何のために行っているのですか？

Question 1　何のために検査をするの？

　血液透析という治療は、腎臓の機能が廃絶した患者さんの腎臓のはたらきを代行するものです。ということは、腎臓が果たしている役割がわかれば、そのなかの何を代行しているのかがわかるということです。そしてその役割は、大きく分けると次のようになります。

①細胞外液の量と電解質濃度を一定に保つ
②老廃物を除去する

③エリスロポエチンを産生する
④ビタミンDを活性化する

　これらの役割が果たせなくなったとき、①と②は透析そのもので代行されますが、③と④については、薬剤による補充が行われます。そしてそういう役割の代行や薬剤の補充がきちんとなされているかどうかを調べるのが、透析における検査のおもな目的です。

細胞外液の量と、電解質濃度を一定に保っているか？

　電解質濃度（ナトリウム〈Na〉、クロール〈Cl〉、カリウム〈K〉、カルシウム〈Ca〉、リン〈P〉など）については、透析前後で血液検査をして調べればよいことはあきらかですが、それ以外にも以下のような方法を加えることで、その血液検査が間違っていないことを確かめることができます。
①透析間体重増加量を測定する
②胸部写真を撮って心胸比（CTR）を測る

　この2つは、血清Na値と関連があります（2時間目からくわしく解説します）。

老廃物を適切に除去できているかどうか？

　透析前後で血中尿素窒素（BUN）、クレアチニン（Cr）、尿酸（UA）などの除去率をみることで、適切に老廃物除去ができているかどうかがわかります。さらに、その老廃物の除去率が、その患者さんにとって適切な水準にあるかどうかをみるために、Kt/V（図1）やTAC-BUNと呼ばれる指標を計算します。

図1　Kt/Vの算出方法
Kt/V＝尿素クリアランス（K）と透析時間（t）の積を、患者さんの体液量（V）で除したもの。1回の透析における透析量を評価。

表1　1週間のBUNの変動

BUN	月	水	金
透析前	105mg/dL	75mg/dL	65mg/dL
透析後	30mg/dL	25mg/dL	20mg/dL

では、1週間では？

　1回の透析における効率については、図1のような評価法があるのはわかりましたね。では1週間をとおしてみると、この人は適切な透析を受けているのでしょうか？　それはどうやればわかるのでしょうか？　と、われわれはごく普通に考えます。

　たとえば、週のはじめに透析間体重増加量が9～10％なんていう、医療者がめまいを起こしそうな増えかたをする人に出会うことになります。そんなとき、あなたは……

月曜日：Kも高いし、透析を重視して、除水はそこそこにしておこう。1kgくらい残ってもいいよねえ。その代わりに……

水曜日：患者さんには体重増加量をすこし少なめで来てもらって、何とかドライウエイトから0.5kg残るくらいまで引いておいて……

金曜日：残りは金曜日に勝負だ！

……なんていうことをごく日常的に、一瞬で頭のなかで計算しています。で、体重で私たちが考えるようなことを、透析量の評価でも考えたのが、TAC-BUN（週間平均BUN）で、これはBUNの時間平均濃度を調べたものです。

　透析患者さんのBUNは、その透析の前後で表1のような変動をしているはずです。このようにBUNの週間変動を検査して、週を通じて適正な透析ができているか？　週平均のBUN濃度はいい感じか？　という評価をしているのがTAC-BUNです。

　TACを測定するためには、月曜日の前後だけではなく、水曜日の前採血

図2 TAC-BUN の算出方法

TAC-BUN（mg/dL）＝（週はじめの透析後 BUN 値＋週2度目の透析前 BUN 値）÷2

表2 透析患者さんの貧血の種類

腎性貧血	鉄欠乏性貧血
・エリスロポエチンの欠乏 ・腎不全患者さんの正球性貧血	・鉄の欠乏 ・腎不全のあるなしを問わず小球性になる ・材料である Ferritin の欠乏

も行います。それによって時間的な要素も評価しているのです。評価のなかに時間的要素を入れることで、ある程度長期にわたる透析の評価ができるようになります。

　そこで、TAC-BUN を計算する式を書いておきます。計算する方法は簡単で、まあまあ正確な方法（透析後の BUN と次の透析前の BUN から求める方法）と、複雑で面倒くさいけど正確な方法（平均尿素産生速度と平均尿素クリアランスの比から求める方法）があります。TAC-BUN はあくまでも透析効率の目安の一つですので、絶対正確でなければならない！と思うのなら別ですが、日常診療において簡便で、誰にでも使いやすいことが大切と思うのであれば（私はどんな場合でもそう思っていますが）、まあまあでいいと思いますので、そちらを紹介します（図2）。

エリスロポエチンが産生されているか？

　エリスロポエチンは造血ホルモンですので、その産生ができなくなると、貧血となります。透析患者さんにおける貧血は主として2種類です。それは、腎性貧血と鉄欠乏性貧血です。両者の特徴を簡潔に表2に示します。どちらか一方のみの原因ということは少なく、多くは両者の要素が複合します。

ビタミン D は活性化されているか？

　ビタミン D の活性化ができなくなると、以下のように血清 Ca 値が異常になります。
①腸管からの Ca の吸収が十分にできなくなる
②低 Ca 血症になっていく（血清 Ca 値）
③副甲状腺の機能が亢進する
④副甲状腺ホルモンが上昇する（血清 intact-PTH 値）
⑤腎性骨異栄養症となり骨がボロボロになっていく

　自分で活性化できない→活性型ビタミン D 製剤を補充する必要があります。

＊　＊　＊

　以上、検査とは何のためにするのか？について大雑把に話しました。腎臓が廃絶して、その代わりをするのが透析なので、ちゃんと代わりができているのか？というところが検査の目的です。

この時間のポイント　　　POINT

腎臓が果たす以下の役割がわかれば検査の目的がわかる。
❶細胞外液の量と電解質濃度を一定に保つ
❷老廃物を除去する
❸エリスロポエチンを産生する
❹ビタミン D を活性化する

3日目 2時間目

この時間のテーマ

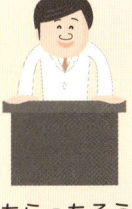

血液検査

血液検査の読みかたを解説します！

　透析の検査というと、血液検査が最初に思い浮かびます。この時間はその血液検査の読みかたを、みなさんにお伝えしたいと思っています。私たちは、患者さんからいろいろな生活に関する情報をもらいます。そして、患者さんから教えてもらったそういう情報を裏づけるのが検査結果なのだということを理解してください。一つひとつの数字にとらわれるのではなく、身体的な所見の裏づけとしての検査結果というものを大切にしてほしいと思います。

　この講義を最後まで聴き終わったとき、みなさんはいままで自分が考えていた血液検査というものとは、見かた、考えかたが大きく違うことにショックを受けるかもしれません。そうなれば、この時間にお話しする私の目的の半分は達成できるなあ……、と思います。それでは、はじめます！

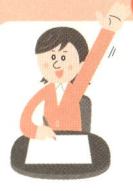

ゼミ受講ナースからの質問

　以下のことについて教えてください。
1. 検査結果は何を意味しているのですか？
2. 血清クレアチニンについて
3. 電解質について
4. 貧血について

Question 1 検査結果は何を意味しているの？

中2日と中1日

わが国では透析の血液検査は、中2日空いた月・火曜日に行います。欧米では週の中間の水・木曜日にすることが多いようです。では、週はじめの月・火曜日に検査を行う意義は何でしょうか？ 中2日空いた月・火曜日に検査を行う場合、代表的な老廃物である血中尿素窒素（BUN）やクレアチニン（Cr）と、貧血の指標であるヘモグロビン（Hb）やヘマトクリット（Ht）値の示す検査値の意味合いは表1のとおりとなります。

欧米と比べてみると……

欧米と日本のガイドラインを見るときに、これらのことを基礎知識として覚えておかないと意味を誤って受け取ることになります。表2で見ると、欧米と日本のガイドラインは数値が違っていて、欧米のほうが厳しいように見えますが、採血日の違いと、さらに貧血の場合は透析中の患者さんの姿勢の違い（日本＝ベッドで寝ている→血液が薄くなり、Htは下がる。欧米＝

表1　週はじめに検査を行う理由

患者さんのもっとも悪い値（最高値）を示している。	BUNやCr、血清リン（P）値、カリウム（K）値
体重がもっとも増えて、いちばん薄まった状態＝貧血がいちばん強い状態を示している。	HbやHt

表2　日本と欧米のガイドラインの数値

ガイドライン	腎性貧血の目標ヘマトクリット値	血清リン値の目標値
欧米	32〜36%	5.5mg/dL
日本	30〜33%	6.1mg/dL

透析チェアで行うため座っている→血液はすこし濃くなる）を考慮すると、ほぼ同じ数値となることがわかります。

前採血と後採血

　透析においては、採血は透析前と透析後に行います。ではどうして透析前後で採血を行うのでしょうか？　それには以下のような明確な目的があります。

▶前採血：**患者さんの自己管理の状況を把握するため**
▶後採血：**私たちの透析治療に対する成績表**

　もし、透析患者さんが月曜日の検査結果でBUN、P、Kがすべて高かったとします（表3）。すると私たちは「患者さんが食べすぎたり自己管理が悪くなったりして、こうなってしまった」と考えます。しかし、このように簡単に割り切ってしまっていいのでしょうか？　私たちがこのように考えるのは、あくまでも「私たちは適正な透析をこの患者さんに行っている」という前提があるからです。ここで、透析後の採血が必要な意味が出てきます。たとえば、表3のような透析ができていれば問題ありませんね。

　しかし、もし……、こんなことが起きていたら！
①採血した日は、この人のバスキュラーアクセスの状態が悪かったり、穿刺がうまくいかずに血管がspasm（攣縮）を起こしていて、血流が70mL/minしかとれていませんでした！
②透析に入れていたつもりが、ずっと体外限外濾過（ECUM）のままになっていて除水しかできておらず、透析がまったくできていなかった！

表3　ある患者さんの透析前後の検査結果

	血中尿素窒素	リン	カリウム
透析前	105mg/dL	7.7mg/dL	6.9mEq/L
透析後	25mg/dL	3.6mg/dL	3.5mEq/L

①・②が実際に起こると、この日の透析後の検査値は以下のような感じになります。

BUN = 55mg/dL　P = 5.5mg/dL　K = 5.4mEq/L

とすると、透析患者さんが次の透析日までにどんなにがんばってきても、以下のような値にしかなりません。

BUN = 105mg/dL　P = 7.7mg/dL　K = 6.9mEq/L

私たちの透析に対する成績表と前述したのは、こういうとんでもないミスがたまに起こるからです。

Question 2　血清クレアチニンについて教えて！

さて、ここで血清 Cr についてちょっとだけ注意ポイントを挙げてみましょう。
　高齢者は筋肉量が少ないため、腎障害の進行の程度と血清 Cr 値が一致していないことが多く、見かけの検査値以上に尿毒症が進行していることが多いです。そのため、血清 Cr 4.0mg/dL までしか上がっていないにもかかわらず、
①いくらエリスロポエチン製剤を打っても貧血が改善しない
②アシドーシスがひどい、全身倦怠感も強い
③顔色が悪い、黄土色、生気なし
となります。これってどういうことでしょうか？
　もっと若い人で筋肉量がある人なら、血清 Cr 8.0～9.0mg/dL くらいまで上がっていて、とっくに透析に導入されている状態なのに、高齢者は見かけの血清 Cr が低く出てしまうため、まだ大丈夫！ と思われている……という

ことがあるのです。

　血清 Cr は食事に左右されないので BUN よりも腎機能をよく反映するといわれますが、その代わり筋肉量に左右されます。たとえば、80歳くらいの体が小さい（体重30kg）患者さんの場合、どんなに腎障害が進行しても血清 Cr が 5.0mg/dL を超えず、まだ透析を導入しないでよいというような誤った判断が下されることがあります。

　慢性腎臓病（CKD）のステージ分類で、年齢と血清 Cr の２つの項目で腎障害の程度を判定しているのは、年齢による筋肉量の変動を補正しているという意味もあります。

　血清 Cr を見たら、かならずその人の体格・体重・年齢をチェック！です。

Question 3　電解質について教えて！

ナトリウムイオン（Na$^+$）

　人間の、それも透析患者さんが摂取した塩分（NaCl）は、大部分は細胞外液の中に溜まります。しかもナトリウム（Na）は尿からしか出ないので、無尿（と仮定された）の透析患者さんでは、透析を受けるまで一度体内に入った Na は絶対外に出ないことになります。水分がダイアライザを通じて排泄されるとき、かならずそれに見合った Na も排泄されています。

　ということは……透析と透析のあいだの体重増加量＝水の増加量とすれば、血清中の Na の変化は透析間の水と Na の摂取量を反映しているのではないか？ そしてそれは計算できるのではないか？ と想定できます。

Na$^+$を推定する

　計算方法は次のとおりです。

１日当たりの推定摂取塩分量(g)＝透析前Na濃度(mEq/L)×58.5(NaClの分子量)×週はじめの体重増加量(kg)÷1,000÷日数

　さて、以上のような作業をしていくと、みなさんは体重増加には３つのパ

表4 体重増加の3パターン	
体重増加の原因	透析前Na濃度
塩分摂取先行型	140mEq/L ぐらい
混合型	135mEq/L ぐらい
水分摂取先行型	125mEq/L ぐらい

ターン（表4）がある！ということに気がつくことでしょう。

塩分摂取先行型と混合型

塩分摂取先行型と混合型のケースでは、しょっぱいものを食べる→だからのどが渇く→水を飲んで体重が増加してしまう→だからしょっぱいものはやめようね！という指導が行われます。これは、とっても正しいと思います。

水分摂取先行型

では、水分摂取先行型＝透析前Na濃度125mEq/Lぐらいまで下がってしまう人とはどんな人なのでしょうか？　それは多分こんな人です。基本的に非透析日は暇なので、1日中テレビの前に座ったまま……。あああぁ！　お茶を5杯も飲んじゃった！　→どっさりお茶を飲んで血漿Na濃度を下げすぎて、逆に塩気が欲しくなって塩分を補給してしまう……。

このような人は、おそらくのどが渇いたなんていう経験はないのではないでしょうか。そのため、ナースから「塩分をとりすぎた→のどが渇く→だから水を飲む→そして体重が増えた」という話をされても、「いやそんなことはない！」と反発します。こういう患者さんは、単に水分をとる習慣から抜けられないだけなのではないでしょうか。

カリウムイオン（K^+）

高K血症になると次のような症状が現れます。
①口の周りがしびれる
②手足に力が入らなくなる

③心電図上にテント状T波と呼ばれる異常に高いT波が現れる
④最後はサインカーブのような心電図波形を起こして心停止する

高K血症への原因と対策

　高K血症の原因は多くは、Kを多く含む食事によるものです。そのため食事に気をつけなければいけません。フルーツや生野菜に気をつけること。野菜は一度茹でこぼしをして、煮汁を捨ててKを下げましょう（そしておいしくないカレーを食べましょう……）。

　そのほか、蛋白の異化亢進により細胞内Kが血清中に放出されることによって、内因性の高K血症が起こります。患者さんの激痩せに注意してください。また、著しい代謝性アシドーシスによる細胞内Kの細胞外移動も原因となります。そして、透析の失敗（シャントが再循環しているのに気づかず、空回りをしていて透析が十分にできていないなど）によって高K血症が起こることもあります。

　高K血症の対策としては、食事療法以外には以下のものが挙げられます。
①カリメート®やアーガメイト®ゼリーの服用
②点滴はKフリーのものにする（透析患者さんはKの排出は透析時のみしか行えない）

低K血症のお話

　さて、では次にKに関してみなさんにとってすこし意外なお話をしたいと思います。それは低K血症についてです。

　透析患者さんの低Kは見過ごされがちです。透析患者さんの低Kといっても特殊な疾患の話ではありません（偽性アルドステロン血症とか、尿細管性アシドーシスなどはこの際忘れます）。透析効率がよすぎて、透析後の血清K値が下がりすぎてしまうようなケースにおいては、低K血症を気に留めておかなければならない！と言えば、あっ！と思うことはないですか？

Kの抜けすぎに気をつけよう！

　最近は透析技術が進歩したこともあり、あるいは血液透析濾過（HDF）のように多量の置換を行うために、予想以上に透析効率が上昇してしまって

いるケースが多々あります。体格が大きくない人、昔ながらのK管理をしっかりやる人のなかには、透析後に血清K値が2.5〜2.8mEq/L程度にまで下がってしまう人がいます。

いままでに、金曜日ないしは土曜日（週の最後の透析）の透析後（おそらく1週間でいちばん血清K値が下がるとき）に、原因不明の突然死をする透析患者さんがいませんでしたか？　原因不明といったのは、突然死した後に採血して調べても、証拠がまったくないのでわからないという意味と受け取ってください。

突然死した人のなかには、あまりの低Kのせいで、心室頻拍（VT）を起こしていたのではないか？と思われるケースはなかったでしょうか？　最近は論文による報告がすこしずつ出ています。

あまりに血清K値が低くなるような場合、透析中の最後2時間くらい、シリンジポンプで塩化Kの持続静注を行って、透析後の血清K値が下がりすぎないようにする、という以前では考えられないような対処を迫られるケースもあるのではないかと思います。

カルシウムとリン

Caを中心に考えてみよう

CKDの進展→ビタミンDの活性化ができなくなる→腸管からのカルシウム（Ca）の吸収が低下→低Ca→血清intact-PTH上昇→二次性副甲状腺機能亢進症も悪化させます。intact-PTHの上昇→Caの動員を体に命令することになりますので、体内でもっともCaが多量に存在する骨からCaが抜き取られていくことを意味します。そのため、二次性副甲状腺機能亢進症の防止には活性型ビタミンD製剤の補充が必要になります。

Pからも考えてみよう

排泄経路は尿と糞便→CKD悪化→尿量の減少（透析患者さん）→P排泄経路の1つが遮断される→Pが体内に蓄積されます。そして血清P値が上昇→intact-PTHが上昇＝二次性副甲状腺機能亢進症となります。多量に体

> **表5　CKDの進展に起因するCaとPの代謝異常**
> ① 10.0mg/dL以上の高Ca血症
> ② 日本透析医学会が定めるガイドラインの管理目標値（8.4〜10.0mg/dL）を下回る低Ca血症
> ③ 中等度の高リン血症は独立した死亡危険因子（Pの管理目標値＝3.5〜6.0mg/dL）。

に溜まったPはCaと結びつき、異所性石灰化をひき起こします。

生命予後に関連する因子CaとP

　CKDの進展に起因するCaとPの代謝異常（表5）は、二次性副甲状腺機能亢進症の進展に大きく寄与しているのみならず、長期的には生命予後に大きく影響することが知られています。このように、Ca・Pは骨代謝異常を招くのみならず、生命予後を左右する、より重要な因子なのです。

Question 4　貧血について教えて！

　透析患者さんであるかないかは別にして、貧血というと以下のようなものを考え、鑑別しなければなりせん。
① 腎性貧血
② 鉄欠乏性貧血
③ 低栄養による貧血
④ 出血性貧血
⑤ 消耗性の貧血
⑥ 悪性腫瘍による貧血

腎性貧血

　エリスロポエチンは、尿細管間質細胞で造られます。腎機能廃絶＝腎臓自

体が潰れていく透析患者さんでは、エリスロポエチンの産生が著しく低下します。治療薬としては、遺伝子組み換えヒトエリスロポエチン（rHuEPO）製剤（エポエチンアルファ〈エポジン®〉、エポエチンベータ〈エスポー®〉）と、持続的な赤血球増加作用を発揮するダルベポエチンアルファ（ネスプ®）があります。

腎性貧血を鑑別するポイントは次のとおりです。
①透析患者である
②鉄が不足していない（Ferritinが十分ある）
③胃切除がされていない
④出血していない
⑤感染症にかかっていない
⑥正球性である、正色素性である

鉄欠乏性貧血

鉄欠乏は、通常若い女性に起こるとされています。しかし、表6に示すような透析患者さん特有の事情があり、透析患者さんにも頻繁に起こる貧血です。

通常の外来患者さんであれば鉄剤の内服となります。透析患者さんの場合は、週3回通院しているという状況を活かして、効率的な治療が可能な静注を選択します。

鉄欠乏性貧血を鑑別するポイントは次のとおりです。
①鉄が不足している（Ferritinがない、少ない）

表6　鉄欠乏となる透析患者さん特有の要因
①週に3回の透析により、透析回路接続部やシャント部からの出血
②血液ポンプによる赤血球破壊
③ダイアライザや回路内の残血などから、恒常的な鉄が放出される

②小球性（MCVが小さい）、低色素性（低MCH）
③鉄飽和率（TSAT、%）＝（血清鉄〈μg/dL〉／総鉄結合能〈TIBC、μg/dL〉）× 100 が低い
④感染症がない、胃切除などがされていないなど（腎性貧血と同様）

低栄養による貧血

貧血は栄養不足によっても起こります。食事に制限が多い透析患者さんにも頻繁に起こります。

それでは、ここで問題です！「透析患者さんが、検査値をよくしたいと思ったとき、いちばんよくやる方法は何でしょう？」。答えは、「食べないこと」です。

低栄養による貧血

先ほども言いましたが、貧血は栄養不足によっても起こるため、食事に制限が多い透析患者さんにも頻繁に起こります。透析患者さんに起こる低栄養の大半は食欲不振によるものです。

私たちは透析患者さんの低栄養について、自分の言動につねに注意をはらわなければいけません。それは食事指導の誤りによる低栄養があるからです！ いまこの教室にいるみなさんは、どんな生活指導、食事指導、透析導入指導をしているでしょうか？ ちょっとでいいので、振り返ってみてください。

高齢者にいまだに行われている、おそるべき食事指導

①その人のBMIを算出
②摂取すべきエネルギーを計算して決める
③1日当りの蛋白質、糖質、脂質摂取量を計算して決める
④同様に1日当たりのK、P、Caの摂取量を決める（このあたりで、これまでの食事が全否定されます）
⑤塩分は5gに制限（私なら、こんな恐ろしいものを毎日食べるのは無理です。で、あなたは何gの塩分で食事してるの？と聞いてみたいですね）

⑥あれもだめ、これもだめ……が続く
⑦野菜も茹でこぼししてKを捨てましょう、米は低蛋白米がいいですよという指導（超まずい、毎日食べろってか！）

……という食事指導をしていないでしょうか？ 高齢の透析患者さんにおいては、食べすぎ飲みすぎでてこずる人はあまりいません。無意味に厳しい食事指導はいらないのです。

誰に対して行う？

透析するのだから、食事制限するのは当然！と、透析スタッフ側が決めつけています。誰に対して行う食事指導・生活指導なのか？ もう一度考えてください。ここから重要ですので、ぜひアンダーラインを引いてくださいね。

高齢者は活動性も新陳代謝も落ちていますので、若者のようにはエネルギーも蛋白質も油脂も必要としません。

しかも長年続けてきた食事法（ここをもっと大切に考えてあげてほしいと思います）を変えようとすると、それに耐えられなくて、どんどん痩せてしまって健康を害してしまいます。

食べるな！ 食べるな！ そしてよい検査値を！

いけないスタッフの食事指導例

検査データをよくするいちばん手っ取り早い方法→食べないこと、というのは先ほど指摘しましたね。実際はどのようなことが行われるかというと……、その指導例からどういった展開になるのかをみてみましょう。

▶ いけない指導＆展開①

Pが高い、Kが高いと指導され続けた患者さんは、あれも食べない、これも食べない。結局、食事量を減らせば検査値はよくなる！と思いました。

▶ いけない指導＆展開②

まじめな人ほどこの穴にはまります。PもKも下がり、「Pが4.6mg/dL、Kが4.5mEq/Lですね。やった！ ○○さん、がんばったじゃない！」と患者さんをほめていました。しかし……よく見たら、BUNも尿酸（UA）も下がっていた！（BUN＝35mg/dL、なんだほとんど食べていないだけだった！

そりゃPもKも上がりませんね）

▶ **いけない指導＆展開③**

さらに、しばらくして下がってきたのは、Htだった！ 総蛋白（TP）だった！ アルブミン（Alb）だった！ そして、見る影もなく痩せてしまった！

▶ **いけない指導＆展開④**

でもこの人はちゃんと体重が2.5kg増えてきていました。でも、血清Na＝125mEq/Lととても薄くなっています。なんだ、ものも食べないで、水を飲んでいただけだった！

▶ **いけない指導＆展開⑤**

そして抵抗力もなくなり、つまらない風邪でぽっくり死んでしまった……なんてことに。

▶ **注意ポイント①**

BUNは適正な透析が行われていた場合、週はじめに70mg/dLぐらいに上昇するほど食事を摂取しないと痩せてしまいます。

▶ **注意ポイント②**

透析患者さんの10年前の経過表を見ましょう。10kgくらい痩せている人がほとんどです。

▶ **注意ポイント③**

検査結果を読むときは、そこだけをみないで全部の結果を総合して、その意味合いを量るように読んでくださいね！

低栄養にかこつけて、すさまじい脱線をしてしまいました。では、本線に戻りましょう。

出血性貧血

いままでに示してきたような貧血のどの兆候も前触れもなく、突如血が薄くなったとしたら、出血を疑います。胃粘膜が薄くなっていて、しかもふだんから消化管粘膜の浮腫が激しい透析患者さんは、消化管出血が頻発します。

表7　透析患者さんの貧血の所見

所　見	注意点・その意味
①正球性貧血、Ferritin低下	
②BUNが突如として大きく上昇	消化管で出血した血液を再吸収するため、BUN＝150mg/dLなどと……
③透析開始からずっと低血圧で透析が維持できない	
④体重はそう増えていないのに突然胸部写真で心胸比（CTR）が大きくなった	Hbが薄くなる→必要とされる血液量が増える→循環血漿量が増える
⑤透析回路の血液が、何か鮮やかな赤に変わっている	濃い静脈血→赤黒い、薄い静脈血→鮮やかな赤色になります
⑥便が臭くないか？ ひどい臭いがしないか？ と聞く。タール便はひどい悪臭がしますよね？	便が黒くなっていないか？ とはよく聞きますが、年寄りはあまり自分の便の色なんて見ません。

出血性貧血の鑑別および注意点

「こんな条件がそろったら、単に貧血だね」では済ませず、もう一歩踏み込んで、「大量の出血があったのではないか？」と疑いましょう。

また、表7のような点に気をつけて、透析室の中をぐるっと見渡してみましょう。とくに、穿刺が終わってすべての患者さんが回路につながって、ほっと一息つこうかと思ったとき、全員の血液トラップだけを最後にずーっと見渡してみることをお勧めします。そう、表7の所見⑤に書いてあるように「透析回路の血液が、みんなどす黒い感じの暗い赤になっているのに、この人だけ何か鮮やかな赤になっているなあ……」なんていうことはないでしょうか？ この所見に気をつけることで、私は何人の消化管出血を発見したことでしょう！ また、ヒントをくれたスタッフに大感謝したことは、言うまでもありません！

＊　＊　＊

以上、「血液検査」というテーマで、いろいろな脱線をしながらこの時間の講義を進めてきました。いろいろな脱線をしたのはわざとで、それには理由があります。血液検査をどう読むか？　それをどう役立てるか？はもちろんですが、透析という医療に携わっていくうえで、現場のスタッフには絶対知っておいてほしい要素を、ぎゅっと詰め込むためでした。何度もくり返し読んでもらい、みなさんのスキルが上達することを願っています。

この時間のポイント　POINT

❶前採血は「患者さんの自己管理の状況を把握するため」、後採血は「私たちが行った透析治療に対する成績表」である。

❷血清クレアチニンを見るときは、その患者さんの体格・体重・年齢をかならずチェックする。

❸体重増加には「塩分摂取先行型」「水分摂取先行型」「混合型」の3パターンがある。

❹貧血は栄養不足によっても起こり、食事制限が多い透析患者さんでは頻発している。

❺高齢透析患者さんに対して、無意味に厳しい食事指導はいらない！

3日目 3時間目

●●● この時間のテーマ

循環器系の検査

重要度が増してきている循環器系検査を解説します！

3日目は検査に関する講義をしてきました。透析の検査というと「血液検査」というのが相場であり、実際このゼミでもいちばん多くの時間を割いたのが、本日2時間目の血液検査でしたね。しかし近年、慢性腎臓病（CKD）に関する知見が深まるにしたがって、心血管系疾患（CVD）が透析患者さんの死因と深く関連することがわかってきたため、循環器系の検査の重要度が増してきたように思います。そこで、本日最後の時間を循環器系の検査に使います。

久山町研究

　心血管系合併症（心筋梗塞・不整脈など）は、透析患者さんの死因の第1位となっていることはみなさんご存じでしょうか？ CKDはCVDのリスクファクターであり、腎臓病の患者さんは心血管系合併症が多く高度になりやすいことが、あらゆる研究で示されています。

　それらを実証した研究の成果をすこし取り上げましょう。図1に示すのは「久山町研究」と呼ばれている、九州大学で1961年から行われている研究です。福岡市に隣接した糟屋郡久山町（人口約8,000人）の住民を対象に、脳卒中、CVDなどの疫学調査を行っています。久山町の住民は全国平均とほぼ同じ年齢・職業分布をもっており、偏りの少ない平均的な日本人集団であるため、日本における生活習慣病の研究には適した地域と言ってよいでしょう。

　図1は、その久山町研究のグランドデザインです。対象は脳卒中と心筋梗塞の心血管病の既往のない40歳以上の久山町住民2,637名。そのうち必要な情報が得られなかったり、腎機能が末期で透析導入直前であった3名を

図1　一般住民における慢性腎機能障害と心血管病発症の関係[1]

- 対象：1988年；久山町住民2,634名；40歳以上；心血管病の既往なし
- 追跡期間：12年間（1988年12月1日〜2000年11月30日）
- エンドポイント
  心血管病　　　　275例　　（男/女：134/141）
  虚血性心疾患[a]　99例　　　（56/43）
  脳梗塞　　　　　137例　　（60/77）
  出血性脳卒中[b]　60例　　　（26/34）
- 慢性腎機能障害のあるなし：糸球体濾過量[c]＜60mL/min/1.73m^{2}で区分
- 調整因子：
  年齢、高血圧、心電図異常、糖尿病、body mass index、血清総コレステロール、中性脂肪、HDLコレステロール、血清総ホモシステイン、高感度CRP、喫煙、飲酒

a) 心筋梗塞＋心臓突然死
b) 脳出血＋くも膜下出血
c) Modification of Diet in Renal Disease Study の予測式（女性：×0.762）
　＝170×Cr(mg/dL)$^{-0.999}$×年齢（歳）$^{-0.176}$×BUN(mg/dL)$^{-0.170}$×Alb(g/dL)$^{0.318}$

除いた2,634名の集団を12年間追跡しました。

エンドポイント（研究の到達目標）は、心血管病変の発症です。心血管病変は虚血性心疾患と脳梗塞、出血性脳卒中を合わせたものであり、12年間で275例の発症をみています。なお、虚血性心疾患は心筋梗塞と心臓突然死を合わせており、99例が発症しました。脳梗塞は137例、脳出血とくも膜下出血を合わせた出血性脳卒中は60例発症しました。この275例の心血管病変が発症した人たちの背景を詳細に検討することで、心血管病変のリスクが浮き彫りになりました。

CKDの有無によるCVDの累積発症率

CKDの有無別にみた心血管病の累積発症率をKaplan-Meire法にて男女別に示します（図2）。男性における12年間の心血管病の累積発症率は、

図2　CKDの有無によるCVDの累積発症率[2]

久山町研究（男女2,634、1988）

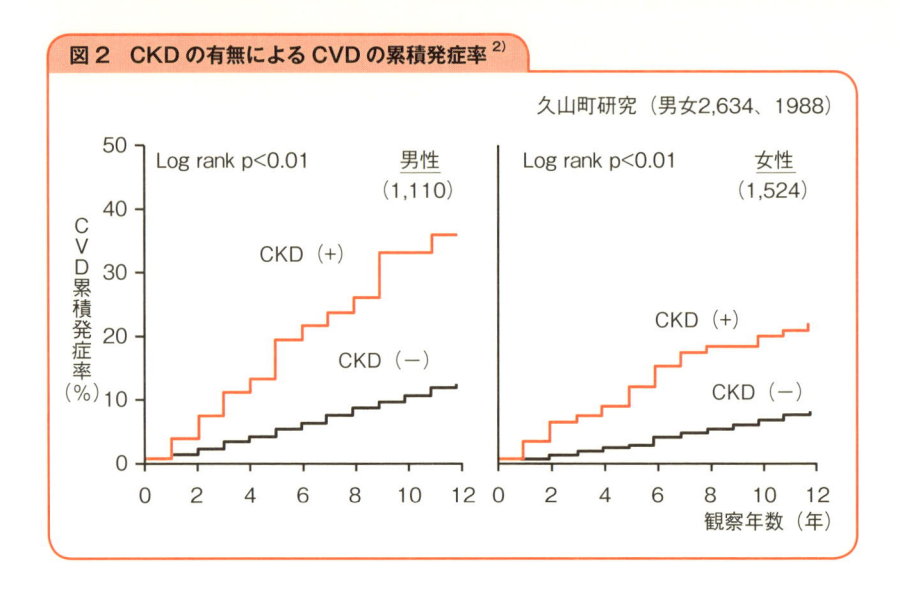

CKDのない群で12%、CKDのある群で36%であり、Log rank検定で両群にあきらかな有意差を認めました。女性ではCKDのない群で8%、CKDのある群で22%と、男性同様CKDのある群で有意に心血管病の12年間の累積発症率が高値でした。このように程度の差はありますが、男女ともCKDがある人は、CVDの発症リスクも高度になることが示されています。

　また、図3は別の研究で示された心血管イベントの発症率を、推算糸球体濾過量（eGFR）の水準で比較したものです。eGFRが低く腎障害が高度になるほど心血管系合併症を発症するリスクが高いことも示されています。

CKD患者さんの死亡原因

　図4は、米国一般住民の腎機能別にみたCVDによる死亡と、腎死に至った症例との比較です。CVDによる死亡は、どのステージにおいても腎死に至るまで生存する確率より高いです。つまり、腎死よりもCVDで死亡する

3日目 循環器系の検査 3

図3 推算糸球体濾過量別 心血管イベント発症率[3)]

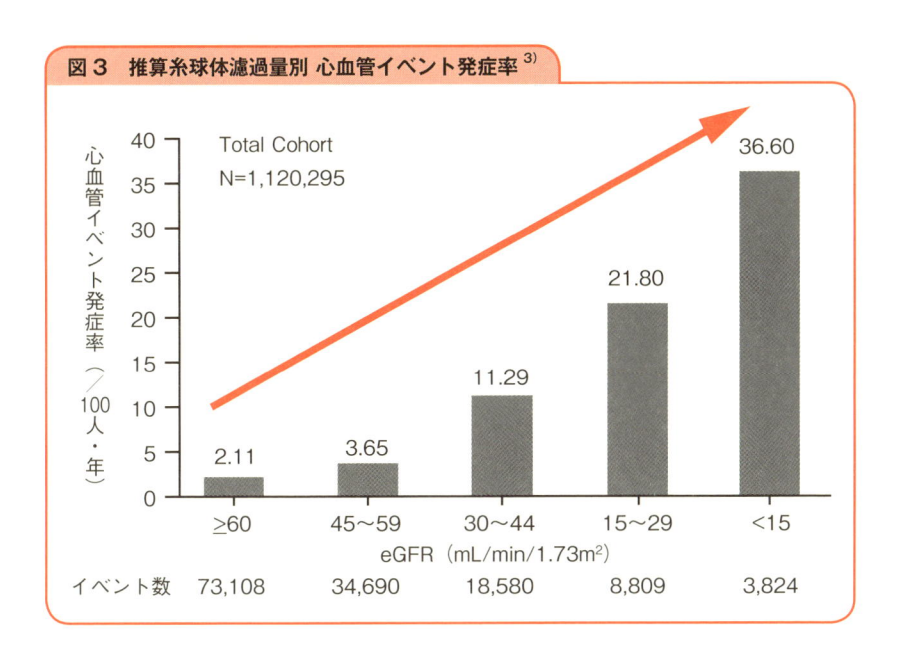

Total Cohort
N=1,120,295

eGFR (mL/min/1.73m²)	≥60	45～59	30～44	15～29	<15
心血管イベント発症率（/100人・年）	2.11	3.65	11.29	21.80	36.60
イベント数	73,108	34,690	18,580	8,809	3,824

図4 CKD患者さんの死亡原因[4)]

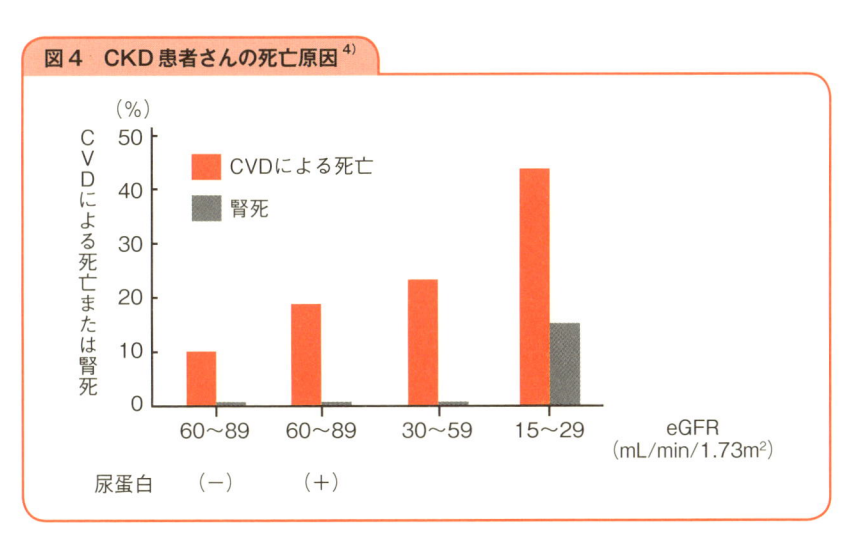

CVDによる死亡
腎死

尿蛋白	（-）	（+）		
eGFR (mL/min/1.73m²)	60～89	60～89	30～59	15～29

図5 心筋梗塞と腎機能の関連 [5)]

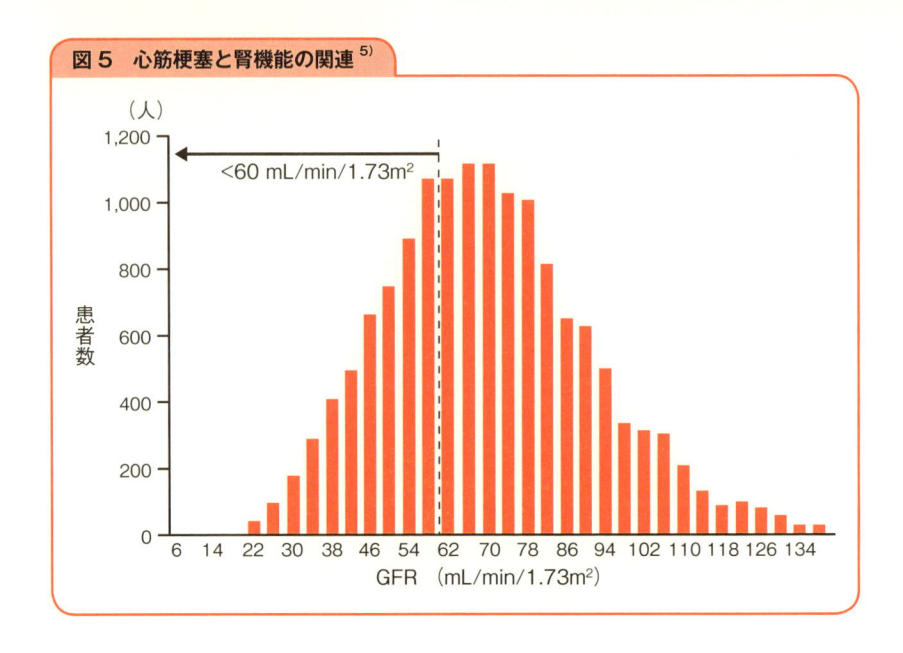

(グラフ: 患者数 vs GFR (mL/min/1.73m²)、<60 mL/min/1.73m²)

確率のほうが圧倒的に高いのです。これは、透析までたどり着くことなく亡くなる、ということを示しています。

心筋梗塞と腎機能の関連

　心筋梗塞を起こした患者さん14,527人の糸球体濾過量（GFR）との相関を図5に示します。心筋梗塞を発症した患者さんの3分の1以上は、CKDステージ3以上まで腎機能が低下していることがわかります。つまり、腎臓が悪いほど心筋梗塞になりやすいということです。

心筋梗塞の再発と腎機能

　心筋梗塞発症後3年間の観察期間に2回目の心血管イベントを起こす可能性は、CKDのステージが進むほど高くなります（図6）。初発ばかりでなく、

図6 心筋梗塞の再発と腎機能 [5]

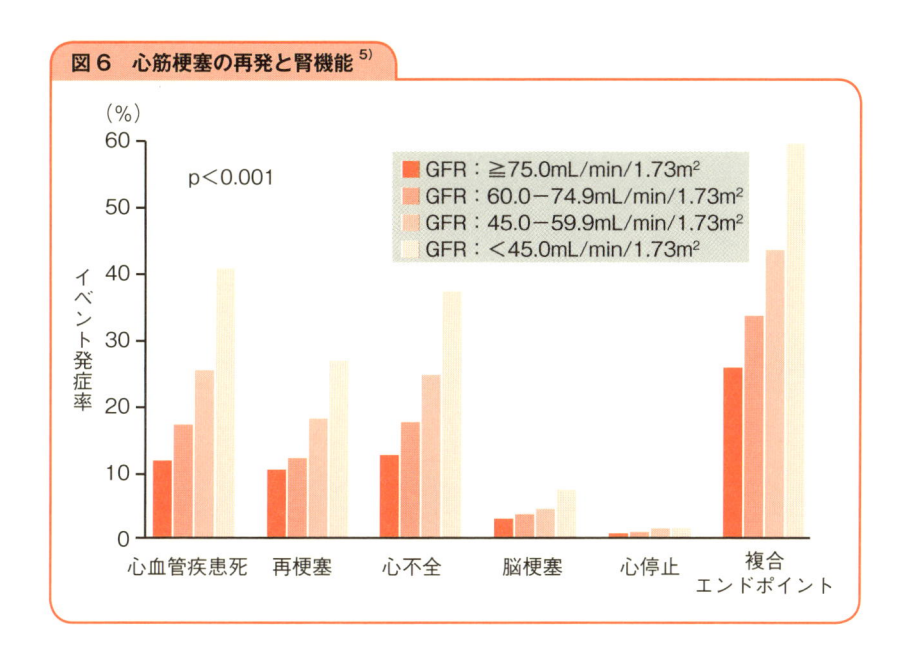

(グラフ：イベント発症率(%)、GFR別に 心血管疾患死、再梗塞、心不全、脳梗塞、心停止、複合エンドポイント、p<0.001)
- GFR：≧75.0mL/min/1.73m^2
- GFR：60.0－74.9mL/min/1.73m^2
- GFR：45.0－59.9mL/min/1.73m^2
- GFR：<45.0mL/min/1.73m^2

再発例でも腎機能が悪いほど心筋梗塞は多発するということです。

これらの研究結果が示すもの

以上、ここまでをまとめると……

① CKD患者さんは、ESRDになって透析導入されるよりも、経過中にCVDにより死亡する人が圧倒的に多い！（透析までたどり着かない！）
② 逆に、CVD患者さんの腎機能は低下している
③ CKDはCVDの危険因子であり、CVDとCKDの危険因子の多くは共通である

ということがわかりました。つまり、腎臓と心臓は切っても切れない関係にあり、お互いに首を絞め合う関係であることがわかります。そして、図7のような悪循環にあることがわかりました。

図7 CKDとCVDの悪循環

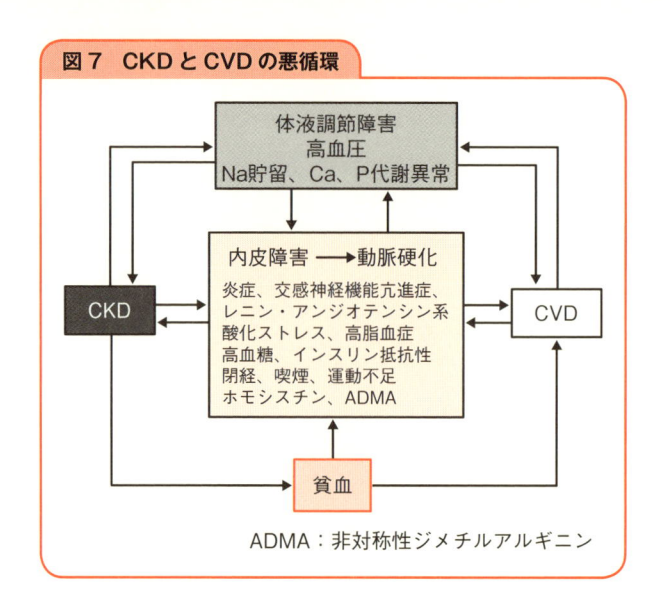

```
        体液調節障害
         高血圧
    Na貯留、Ca、P代謝異常

         内皮障害 → 動脈硬化
      炎症、交感神経機能亢進症、
      レニン・アンジオテンシン系
CKD   酸化ストレス、高脂血症         CVD
      高血糖、インスリン抵抗性
      閉経、喫煙、運動不足
      ホモシスチン、ADMA

              貧血

   ADMA：非対称性ジメチルアルギニン
```

血液透析患者さんは動脈硬化が進んでいるため、脳血管障害や心筋梗塞が多い、というのは何となく知っていたかと思います。しかし、これまで腎機能と心血管病変が合併しやすいことをはっきりと証明した研究はほとんどなかったのです。そのため、これらの研究のもたらす意義はとても大きいということがおわかりでしょう。

透析患者さんとは、「CKDを無事に生き延びてきた人たち」ということもできます。大多数が、CKDの経過中に何らかのCVDを合併していると考えていたほうがよいでしょう。透析導入において、循環器医と連携し、十分な心血管系合併症の検索を行う必要性もみえてきます。

透析患者さんに対する循環器系検査項目

さてそこで、透析患者さんに対する循環器系の検査の項目と、スケジュールの一例を示します。透析患者さんの循環器系合併症およびCVD検索のた

めに循環器系検査はとても重要です。

①胸部写真（心胸比〈CTR〉の測定）：1回／月
②心電図：1回／1～3ヵ月程度
③心臓超音波（エコー）検査：1回／6～12ヵ月（心臓の形や縦隔との重なりかたによっては、胸部写真だけでは十分な情報が得られない患者さんがいます。このような人にも、心エコー検査を行う意義は大きいと思います）
④心筋シンチグラフィ、24時間心電図、負荷心電図、CAG（冠動脈造影）

　まず基本的な検査は①・②・③です。これは、平均的な60歳くらいの非糖尿病患者さんに必要な検査だと思ってください。この基本検査の段階で有意な異常がみられたとき、あるいはみられなくても透析歴が長く、あるいは糖尿病が合併していてCVDのリスクが強く懸念される場合は、さらに④へと進みます。

　このとき、不整脈を中心にするときは24時間心電図が、心筋梗塞や狭心症による心筋虚血が強く疑われる場合は心筋シンチグラフィや負荷心電図が選ばれます。そして、それらの検査からより重篤な冠動脈疾患が強く疑われる場合は、CAGが行われます。24時間心電図、心筋シンチグラフィや負荷心電図などがCAGより先に選ばれるのは、患者さんへの負担が小さく、得られる情報もそこそこたくさんあり、有用性が高いからです。何でもかんでもCAG……となると、確かに診断は確実ですが患者さんへの負担も大きいので、この順序がよいかと思います。

この時間のポイント POINT

❶ CKD 患者さんは、ESRD になって透析導入されるよりも、経過中に CVD により死亡する人が圧倒的に多い！（透析までたどりつかない！）

❷ 透析患者さんは CKD を生き延びてきたが大多数が CVD を合併しているため、透析導入において十分な心血管系合併症の検査が必要。

〈引用・参考文献〉
1) Ninomiya, T. et al. Chronic kidney disease and cardiovascular disease in a general Japanese population : the Hisayama Study. Kidney Int. 68 (1), 2005, 228.
2) 二宮利治ほか. 久山町研究からみた慢性腎臓病. 綜合臨牀. 55 (4), 2006, 1248-54.
3) Alan S, Go. et al. Chronic Kidney Disease and the Risks of Death, Cardiovascular Events, and Hospitalization. N. Engl. J. Med. 351 (13), 2004, 1296.
4) Keith, DS. et al. Longitudinal follow-up and outcomes among a population with chronic kidney disease in a large managed care organization. Arch. Intern. Med. 164 (6), 2004, 659-63.
5) Anavekar, NS. et al. Relation between renal dysfunction and cardiovascular outcomes after myocardial infarction. 前掲書 3), 1285-95.

memo

3日目

小テスト　検査値の見かた

よ〜い はじめ！

1時間目　何のためにどんな検査をするの？

理解度▶ 50% 80% 100%

Q1. 血液透析は、機能が廃絶してしまった腎臓の役割を代行するために行います。そして、それらは透析そのもので代行できる機能と、透析をするだけでは代行できず、薬剤により補充が必要な機能に分けられます。それぞれ代表的な機能を2つずつ挙げ、さらに補充薬剤にはどんなものがあるかを挙げてください。

2時間目　血液検査

理解度▶ 50% 80% 100%

Q1. 症例の検討です。76歳女性のAさん、基礎疾患は腎硬化症。最近「食欲がない」と言っている。夫婦2人暮らしだったが1ヵ月前に夫を亡くした。表に検査結果を示します。これらの情報から、Aさんの8月10日から21日までの生活状況を推測してください。

表　Aさんの検査結果

8月	10日／月	12日／水	14日／金	17日／月	19日／水	21日／金
体重増（kg）	3.2	2.4	2.0	3.6	2.4	2.2
BUN（mg/dL）	52.3	—	—	36.8	—	—
Na（mEq/L）	133	—	—	128	—	—
P（mg/dL）	5.2	—	—	4.9	—	—
K（mEq/L）	5.1	—	—	7.3	—	—

3時間目　循環器系の検査

Q1. 下記の①〜③に入る言葉を考えてください。
- （　①　）は、透析患者さんの死因の第1位となっています。
- （　②　）は（　①　）のリスクファクターとして有名であり、しかも（　③　）になりやすいことが、あらゆる研究で示されています。

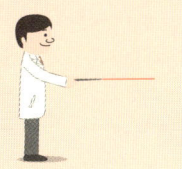

理解度 ▶ 50%　80%　100%

3日目 小テスト

解答は次ページへ

3日目 小テスト 解答

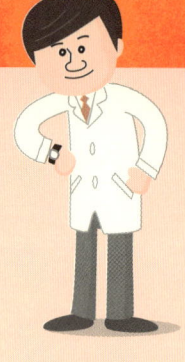

1時間目　何のためにどんな検査をするの？

A1. 《透析そのものによる代行機能》
①細胞外液の量と電解質濃度を一定に保つ
②老廃物を除去する
《薬物による補充》
③エリスロポエチンを産生する
　・エポジン®、エスポー®、ネスプ®など
④ビタミンDを活性化する
　・内服（アルファロール®、ロカルトロール®、ワンアルファ®など）
　・静注（オキサロール®、ロカルトロール®注など）

2時間目　血液検査

A1. 食欲がないのは、血中尿素窒素（BUN）が 52.3 → 36.8mg/dL と著しく低下していることからわかります。しかし、その割には透析間体重増加は10日（月）が3.2kg、17日（月）が3.6kgと大きくなっています。とすれば、食事はとらずに何か別なものをとっていたことになります。ここで血清ナトリウム（Na）値を見ると、133mEq/L と低下しており、塩分摂取が少なく水分が多いことが予想されます。17日（月）にはさらに低下していることから、さらにものを食べずに水分ばかりとっていたことがわかります。では、その水分はどんなものだったかというと、カリウム（K）値がどんどん上昇してきていることに目が行きます（5.1 → 7.3mEq/L）。しかも季節は8月の10日から17日という、1年でももっとも暑い時期、果物がすごくおいしい季節です。水気が多く、Kがたっぷりある8月の果物というと、スイカで

しょうか？ 夫を亡くして、食欲がなくなって、しかしまったく絶望して何も食べずに死んでしまおうと思っているわけではなく、何とかのど越しのいい水ものでもいいから摂取しようという意欲も感じます。でも、やっぱりしんどいので、好きな果物ばかりとっていたのでしょうね……、という日常が見えてきます。

《POINT》
患者さんは家でどんな生活を送っているのか？ をいつも考えましょう。私たちは、透析患者さんと年に156回も顔を合わせるので、患者さんのことをよく知っているような錯覚に陥りますが、そうではないのです。私たちが知っている患者さんは、透析室にいるときの患者さんです。家で何をしているのか？ 私たちはそれをどのくらい知っているのか？ 患者さんと透析中に話をするとき、みなさんに収集してほしい情報はたった一つです。そう、「あなたは家で何をしていますか？ どんな生活をしていますか？」ということです。1人暮らしですか？ 家族はいますか？ ごはんは1日何回たきますか？ 食事を作るのは誰ですか？ たらこは好きですか？ 食事を終えたらどうしますか？ テーブルに座りますか？ こたつですか？ 散歩をしますか？ 川が好きですか？ それとも山ですか？ 孫はいますか？ 友だちとは月に何回会いますか？ 娘さんはいますか？ 近くに住んでいますか？ ……そして患者さんから教えてもらったそれらの情報を裏づけるのが、検査結果です。精神的なショックがあったことにばかり気をとられず、身体的な所見の裏づけとしての検査結果を大切にしてほしいと思います。問題で挙げた検査結果表をぐっと睨んで見てください。この患者さんの生活が浮かんできませんか？ そして、この人がどんな日常のなかでどんな状態になっていったのかを考えてみてください。そういうなかから、この患者さんにどう向き合っていけばよいのかがよくわかることと思います。

3 時間目　循環器系の検査

A1. ①心血管合併症（心筋梗塞・不整脈など）
②慢性腎臓病（CKD）
③高度

memo

4日目
バスキュラーアクセス

- **1時間目** 基本的な穿刺部位の選びかた
- **2時間目** シャント狭窄を早期発見できる観察術
- **3時間目** 動脈表在化とシングルニードル透析

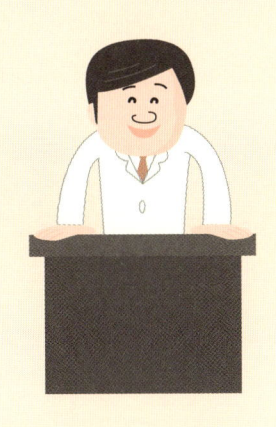

4日目 1時間目

この時間のテーマ
基本的な穿刺部位の選びかた

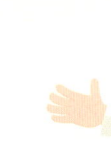

透析ナースの第一関門ともいえる"穿刺"について考えます

　透析は、穿刺からスタートしますね。みなさんの仕事の第一関門かもしれません。みなさん、穿刺にはものすごく気を遣われるのではないかと思います。

　私はこのあいだ、ナースのCさんが穿刺をしようと構えているところを見ていました。緊張していたようですが、うまく終えられたので、私は「だいぶうまくなりましたね」と拍手しました。すると、Cさんはこんなふうに言っていました。

「私は透析室勤務2年目ですが、シャントの穿刺はいつも怖くて、その瞬間、いつも緊張します。まだ毎日どきどきです……」

　そこで、私はこんなふうに聞いてみました。
「『怖い』という気持ちをもち続けるのは大切なことですよ。では、1つ質問です。今日、どうしてあそこに穿刺したのですか？」
「"どうして"ですか？　……ええと……。いつも刺している場所なので、それで……。すみません。"なぜここに刺すのか"というふうに考えたことはないので、わかりません」

　さて、みなさんはどうですか？　くり返しになりますが、「怖い」という気持ちをもち続けるのは大切なことです。でも、「何を恐れるべきか」を整理して、きちんと考えていけば、無駄に恐怖を感じることもなくなるかもしれません。たとえば「シャントの構造」がわかっていますか？　そのことと「どこに穿刺したらよいか」を結びつけて理解できていますか？　今日はそのあたりからアプローチをして、みなさんの穿刺に役立つ知識をお伝えしたいと思います。

基本的な穿刺部位の選びかた

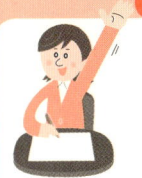

4日目 1

ゼミ受講ナースからの質問

1. 穿刺の向きと穿刺部位はどうやって決めるの？
2. いつも同じ場所に穿刺しているけれど大丈夫なの？
3. 穿刺を避けたほうがよい部位はあるの？

バスキュラーアクセスについておさらいしよう―腕の血管の解剖

動静脈シャントが90％！

　最近、「シャント」といわずに「バスキュラーアクセス」といわれるようになっているのは、透析ではシャントのみが血液にとっての"水道の蛇口"ではないからです。動静脈シャント（自己血管と人工血管グラフトの2種類があります）に加え、よく使われるものには動脈表在化、ヘマサイトなど、いろいろありますね。これらをまとめて表現すると、「透析に使用する血液にアクセスする」という意味なので、「バスキュラーアクセス」という表現が適切でしょう。ただし、現状ではその比率は動静脈シャント90％、動脈表在化7.5％、人工血管グラフトが2.5％ぐらいとなっているので、バスキュラーアクセスといえば動静脈シャントがほとんどだということになります。この時間の講義の主題は「バスキュラーアクセス」ですが、話を簡単にするためにシャントだけに限定しましょう（動脈表在化については、シングルニードル透析をテーマとする本日3時間目を待っていてください）。

シャントは利き腕の反対側に

　ではまず、腕の血管の解剖図（図）を見てください。シャントに関係のある動脈と静脈だけを描いて、あとは省略してあります。たいていの人は、利き腕とは反対の手の橈骨動脈にシャントを作ります。利き腕に作るといろいろ気を遣わなければならないので、反対の手となるわけです。ほとんどの場合は橈骨動脈のほうが太いため、こちらを使うことが多くなりますが、橈骨

図　シャントの解剖図

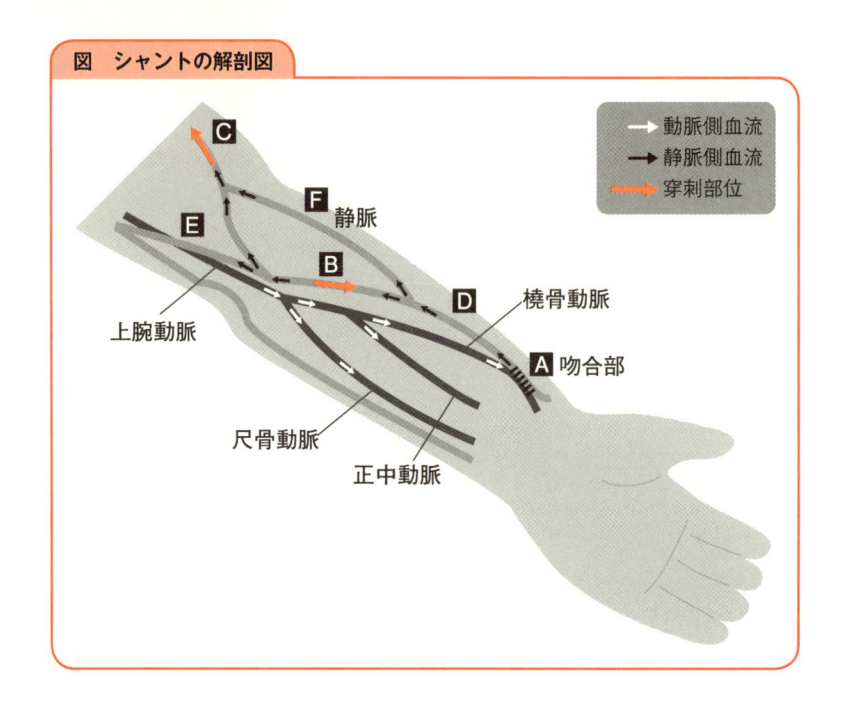

- → 動脈側血流
- → 静脈側血流
- → 穿刺部位

C、F 静脈、E、B、D 橈骨動脈、A 吻合部、上腕動脈、尺骨動脈、正中動脈

側と尺骨側のどちらに作るかの最終決定は、作製する医師が回診の際に決めます。

Question 1　穿刺の向きと穿刺部位はどうやって決めるの？

きちんと血液をとるには？―血流量と針の向きの関係

　シャントに穿刺するときにまず気をつけるべきことは、透析でいう「動脈側」と「静脈側」を間違えないことです（動脈側とは血液採取側、静脈側とは血液を返す側ですね）。図を見てわかるように、吻合部（A）を水道の蛇口だとしましょう。ここから橈骨動脈の血液がシャント血管へ向けて流れ始めます。シャントの中の血液は腕の末梢側から中枢側へ向かって流れます。ですから、動脈側の穿刺部位は腕の末梢側になります（B）。そして、静脈

側は腕の中枢側になります（C）。針の向きですが、動脈側は下向き（末梢向き）、静脈側は上向き（中枢向き）のほうが理にかなっている、ということはおわかりですよね？ 逆にすると、動脈側は血流を追う形になるので血液がとりにくくなり、静脈側は血流に対向するように返すことになるので、静脈圧が無意味に高くなってしまいます。

もし間違えて回路につないでしまったら？―再循環で透析効率低下

無意味な空回りになることも

さて、ここでもし動脈側と静脈側を間違えて回路につないでしまったら、どういうことになりますか？ 川でいえば下流で取った水を、上流へ返したことになります。図ではCで取って、Bへ返すことになります。すると、Bへ返った血液の一部が血流にのってそのままCからまた血液回路へ向かうことになるのです。これを「再循環」といいます。同じ血液が回路内をぐるぐる回ることになり、透析をやっているふりをしているだけで、じつは無意味な空回りになっているということです。

これは、逆向きにつないだときだけではなく、動脈側と静脈側の針があまりにも近いときにも同じことが起きてしまいます。これを知らずに続けていると、ひどく透析効率が下がります。

針の向きにも要注意！

針の向きにも気をつけてください。皮膚上の刺入部が同じでも、同じ向きに刺す（→→）と血管内の針の先端同士が近くなり、双方が反対を向くように刺すと遠くなります（←→）。おそらくこんなことはしないと思いますが、針先が向き合うように刺すと、さらに近くなります（→←）。針と針の先を15cmぐらい離すと再循環しませんので、できるだけ離しましょう。

Question 2 いつも同じ場所に穿刺しているけど大丈夫なの？

同じ場所への穿刺の危険性

　同じ場所にくり返し穿刺するのはよくありません。「同じ場所にくり返し刺す」というのは、じつは穿刺者からするととても魅力的なことです。なぜなら失敗のストレスが小さくなるからです。できればほかの人がやってうまくいった場所に刺したいのが人情です。しかし、何年もそういうことをやっているとシャント瘤を作ってしまい、穿刺部狭窄を起こし、シャントそのものが閉塞してしまいます。

穿刺場所の工夫でシャントの寿命も延びる！

　では、どのように穿刺場所を選ぶとよいでしょうか？　前ページの図のように、D→B→C、D→F→Cとすべて穿刺可能なら、いろいろ場所を変えることも可能です。それほど多く刺せる場所がない人の場合は、毎回5mmでよいので針穴をずらしていくようにしましょう。スタッフのみなさんが穿刺場所の工夫をするだけで、シャントの寿命は倍以上に延びるのです。

Question 3 穿刺を避けたほうがよい部位はあるの？

穿刺した場所は、かならず血管壁が弱くなる！

　穿刺について慎重であるべき箇所はあります。まず、吻合部に近い場所は避けたほうがよいです。最低7cmぐらい、ほかにどうしても刺す場所がない場合でもできれば5cmは離しましょう。穿刺をすると、かならずそこは血管壁が脆弱化します。血流が圧倒的に多く、血液の圧が高い吻合部のすぐ近くに刺すと、そのあたりの血管壁が脆弱化するためにシャント瘤ができやすくなることがあります。

吻合部はもっともシャントが潰れやすい！

　さらに、シャント吻合部というのは、シャントがもっとも潰れやすい場所

でもあります。ということは、シャントが吻合部で詰まったときに、すばやくすぐその中枢側（D）でシャントを再造設すれば、簡単にレスキューできることがわかりますね？　いままでのシャントと同じルートを使い、蛇口の位置をほんのすこし変えるだけなのですから、すぐ次の日から使えることも多いです。それなのに、この場所に穿刺をくり返していると、血管壁が厚くなっていたり、傷んで狭窄していたり、瘤ができたりして、シャントが再造設できないこともしばしばあります。

穿刺部狭窄が多い尺骨側

また、肘の内側（尺骨側）に穿刺するときにも注意してください。ここは血管が太く、皮膚も薄いので穿刺しやすいように見えます。しかし、図にもあるように、上腕動脈と位置も近ければ、深さ（浅くなっているのです）も同じくらいなので（E）、深めに針を入れてしまったときに動脈にまで達することがあります。また皮膚が薄いということは、くり返し刺し続けていると、すぐに血管が腫れて瘤になりやすいということでもあります。瘤になっても肘の真上であったりするので、気軽にグラフトに置換するということもできません。グラフトは、肘のように強く屈曲する場所に入れないほうがよいのです。シャントの穿刺部狭窄が多いのも、じつはここなのです。

＊　＊　＊

この時間は、本当に基本中の基本の話でした。でも新しく透析室勤務になったばかりの人にとっては、こういうことでつまずくことも多いと思われるので、取り上げてみました。みなさん、がんばってください！

この時間のポイント　POINT

❶ シャントは血液にとっての水道の蛇口のようなもの。透析は、血液を上流からとって下流に返すことであると、いつも心得よ！

❷ 針と針の先が近いと血液再循環の可能性が高くなるので、できれば15cmは離したい。再循環させると、透析をほとんどやっていないのと同じ状況になる。

❸ 短期間ならやむをえないが、長期に同じ場所を刺し続けるとシャント瘤や穿刺部狭窄ができやすくなる。なるべく多くの場所を順繰りに刺していくように心がけよう。

❹ 穿刺の要注意場所は、吻合部に近い場所（7cm以内）と、上腕動脈とかぶっている肘の内側（尺骨側）である。できるだけ刺さないか、刺すとしても続けて刺さないよう気をつけよう。

4日目 2時間目

●●● この時間のテーマ

シャント狭窄を早期発見できる観察術

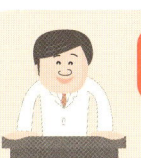

> **PTAの適応例早期発見のために使える、シャント狭窄のアセスメント方法を学びましょう**

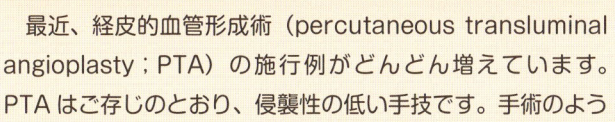

　最近、経皮的血管形成術（percutaneous transluminal angioplasty；PTA）の施行例がどんどん増えています。PTAはご存じのとおり、侵襲性の低い手技です。手術のように皮膚切開もありません。カテーテルをシャント内（透析で行うPTAはほとんどシャントに対して行われますので、今回は「バスキュラーアクセス」といわずに「シャント」と呼びます）へくり返し挿入するために、透析用の穿刺針よりすこし太めのシースと呼ばれる鞘（シースというのは、まさに鞘という意味です）をシャント内へ挿入します。このときと、カテーテルのバルーンを膨らませて血管狭窄部を拡張するときに痛みがある程度で、ほかにはとくに目立った合併症も苦痛もありません。

　また、PTA前後の日常生活上の制限もありません（「この痛みがあるのは問題だ」と考えているドクターがいるのも事実です。しかし手術とPTAを比較すると、やはり患者さんにとって苦痛は非常に少ないと思います）。小一時間程度レントゲン室に横になって処置を受ければ、終了後すぐに帰宅できます。お風呂にも入れます。手術創もありませんので、消毒も必要ありません（手術創があっても消毒しない施設も増えているようですが）。「終わってしまえば、痕跡すらほとんど残らないほど楽な処置だった」と感じる患者さんも多いのではないでしょうか。

　私の施設でも、PTAの症例数は前年の2倍以上となっています。これは偶然でも何でもありません。ひとえに看護師さん、臨床工学技士さんたちが、「シャントが閉塞してしまって手術を受けなければならなくなる前に、早期発見してなんとかしよう！」という熱意をもって、シャントを観察してくれているたまものなのです。

先日、当院で行っている勉強会に来られた隣の施設の看護師Dさんも、「こんなにがんばっておられるなんて。何かアセスメントの基準やポイントを共有していらっしゃるんですか？」と言ってくださいました。みなさんも「PTAの非常によい適応とはどんなものなのか」を、具体的にかつ簡単に判別したいと思いませんか？　この講義では、それをお伝えします！

ゼミ受講ナースからの質問

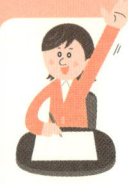

　私の施設でも、シャント再建術に至る前にPTA適応症例を早期発見できるように、アセスメントの基準やポイントを共有したいと思っています。わかりやすく明確で、効率的なアセスメント方法があるとよいのですが……。

《質問のポイント》
1. 狭窄のわかりやすいアセスメント方法を教えて！
2. 「ここさえ押さえれば狭窄は発見できる」という、シャントの観察部位を教えて！

　シャントというのは、潰れる原因となる場所がだいたい決まっています。「この3ヵ所さえ見ておけば、（100％ではないにしろ）90％くらいは狭窄・閉塞箇所をすくい上げられる」（当院での成績です）という好発部位があるのです。これはじつは、さほどむずかしいことではなく、シャント管理においては基本的なことです。本日1時間目の内容とも重なりますが、この講義ではシャントの狭窄・閉塞というポイントに絞ってお話しします。

Question 1　狭窄のわかりやすいアセスメント方法を教えて

聴診―シャント音が短く高いほど、狭窄は進んでいる

低音で長音なら血流はスムーズ！

　ではまず、シャントが潰れそうになっているときは、どんな所見が得られ

るのでしょうか？ よく言われるのが、「ピーピー」と北風が吹くような音が鳴るということです。それ以外にも、音の成分を「低音―高音」「長音―短音」といった面で分類すると、"狭窄がなく、血液が遠くまでスムーズに流れているシャント"は、「低音で長音」になっています。"血流がスムーズでなく、どこかにぶつかってせき止められているようなシャント"は、「短音」になっていきます。"さらに血管が狭くなって、いきなり流れの幅が狭められたシャント"では、「高音」になっていきます。つまり、シャントの状況が悪化するほど、「長音から短音に」「低音から高音に」なっていくことを覚えてください。

触診―硬い血管と虚脱した血管のあいだが危ない！
触って確かめるのがイチバン！

シャント音以上に、私がスタッフたちに勧めている観察方法は、実際にシャント血管に触って硬さを確かめることです。狭窄部があるということは、血管のその部分が突然狭くなっていることを意味します（図1）。ということは、強い血流がそこでせき止められているわけですから、狭窄部手前の血管内圧が高くなって血管がパンパンに膨らみ、硬くなるのがわかりますよ

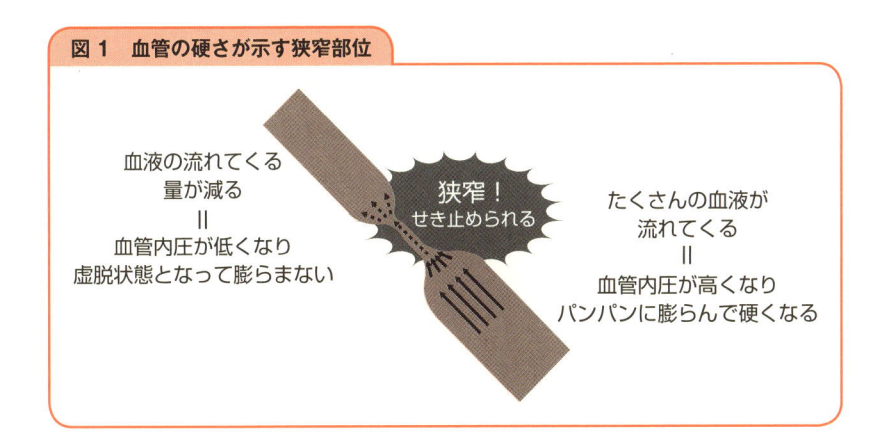

図1 血管の硬さが示す狭窄部位

血液の流れてくる
量が減る
＝
血管内圧が低くなり
虚脱状態となって膨らまない

狭窄！
せき止められる

たくさんの血液が
流れてくる
＝
血管内圧が高くなり
パンパンに膨らんで硬くなる

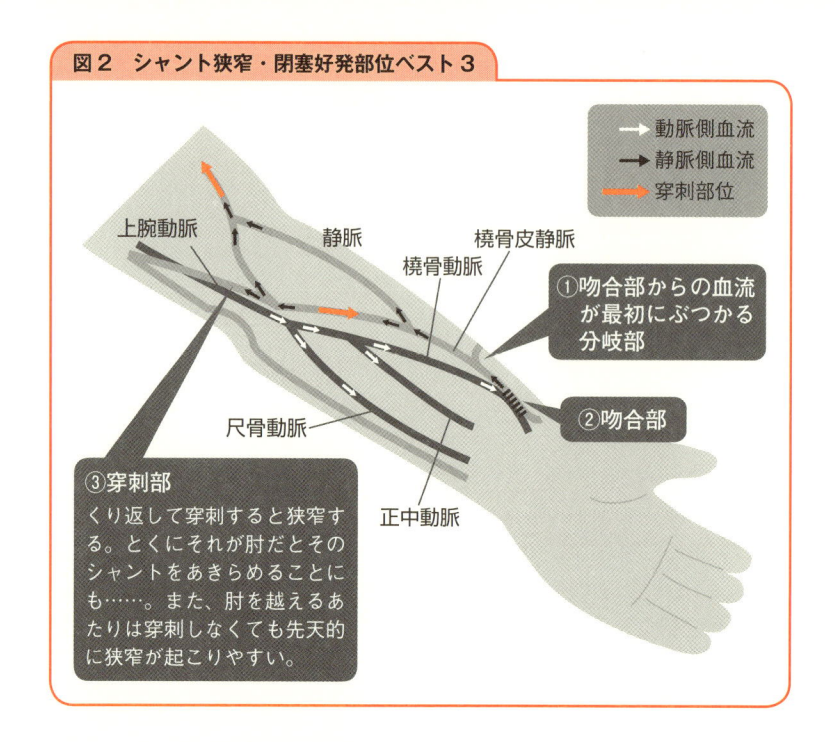

図2 シャント狭窄・閉塞好発部位ベスト3

→ 動脈側血流
→ 静脈側血流
→ 穿刺部位

上腕動脈
静脈
橈骨皮静脈
橈骨動脈
尺骨動脈
正中動脈

①吻合部からの血流が最初にぶつかる分岐部

②吻合部

③穿刺部
くり返して穿刺すると狭窄する。とくにそれが肘だとそのシャントをあきらめることにも……。また、肘を越えるあたりは穿刺しなくても先天的に狭窄が起こりやすい。

ね？ そして狭窄部を過ぎたあたりは、血液が狭窄部でせき止められて流れてこなくなるので、血管内が虚脱ぎみになってぜんぜん膨らまないのです。この落差が大きいほど狭窄は激しくなり、閉塞の危機が迫っていることになります。

> **Question 2** 「ここさえ押さえれば狭窄は発見できる」というシャントの観察部位を教えて

次に、シャント狭窄・閉塞が起こる好発部位ベスト3を紹介します（図2）。

第1位　吻合部からの血流が最初にぶつかる分岐部
高頻度！　まずはここを観察！

　前腕橈骨動脈と橈骨皮静脈を吻合したシャントは、吻合部のすぐ中枢側で前腕背部へ向かう皮静脈の枝が分かれている部分にぶつかります。ここが、もっとも狭窄危険度の高い部位です。何があってもまずここを観察しましょう！　三叉路のようにシャント静脈が枝分かれしている場所というのは、シャント肢のどこにあっても狭窄しやすい場所なのですが、とくに吻合部から3cmぐらい先にある最初の分岐部は、動脈から噴き出してきた高い圧の血液がもろにぶつかるため、その圧に負けないように血管が収縮しやすく、多くの人が狭窄を起こします。シャントPTAによる早期拡張でレスキューできる部位の80％近くは、ここなのです。

第2位　吻合部
ある日突然の閉塞も

　第2位は、いわずと知れた吻合部です。吻合部は何年ものあいだ、動脈から噴き出す高い圧の血液にさらされますので、すべてのシャント血管中、もっとも血管壁が硬くて分厚く、また石灰化しやすくなります。さらに、そういう変形部位では血栓が形成されやすくなっています。つまり、変形して狭窄しやすくなる条件のすべてが揃っていることになり、ある日突然閉塞することが多いのです。血栓が突然形成されたり、飛んできて閉塞というケースは、閉塞後すぐにPTAすればレスキューできることが多くなります。しかし、閉塞する前に吻合部PTAを試みることでレスキューできる確率はずっと増えるのです。

第3位　穿刺部
最低でも5mmはずらしてほしい！

　3番目はくり返し穿刺を行っていた場所の血管壁が硬く狭窄してくる穿刺部狭窄です。本日1時間目でも話しましたが、どうしても穿刺を失敗したく

ないスタッフと、スムーズに毎回入れてほしい患者さんの利害が一致しやすいため、いくら禁止しても同じ場所にくり返し刺すという事態が後を絶ちません。それも肘の近くにくり返し穿刺すると、もう最悪です。屈曲させる肘部分のシャント血管が穿刺部狭窄を起こすと、ステントを入れるわけにもいかず、だからといって人工血管によるシャント血管置換術もためらわれますので、結局そのシャントをあきらめる症例も増えてきます。それでなくとも、先天的に肘の近辺は狭窄していることが多いのです。穿刺部位はできるだけ長くとって、最低 5mm 程度は毎回場所を変えて刺してほしいものです。

おわりに―すてきな日々が

何よりも早期発見！

PTA がうまくいって、再びシャント血流がよくなった患者さんは、看護師さんや臨床工学技士さんに、いかに楽でいい処置だったかを熱く語ってくれます。かくしてスタッフたちは、「PTA のよい適応となるようなシャントの狭窄部とはどんなものか？」を学びます。そして穿刺のたびに気をつけて、すこしでも「おかしい」と感じたら穿刺の前に私に連絡してきて、患者さんのもとに引っ張っていきます。そのおかげで、どんどん PTA の適応症例が早期発見されていくのです。スタッフたちからは、「早く何とかしてあげて！」という熱気を感じます。

看護師さんや臨床工学技士さんたちが見つけてくれて早めに PTA を施行したおかげで、確実にレスキューできたと思われるシャントは、本当にたくさんありました。見かけ上は「まだ大丈夫」と思っていても、実際に造影してみると狭窄が 1 日ごとに激しくなっていて、PTA 当日には閉塞寸前だった！という冷や汗ものの症例もありました。このようにして、PTA 施行例はどんどん増えていき、潰れるシャントは激減し、手術件数は減る一方……というすてきな毎日が訪れる、ということになるわけです。

あなたの観察が患者さんを救う！

今回お話しした 3 ヵ所をチェックするだけでも、シャント閉塞部位の 90

％以上がカバーできることをぜひ知っておいてください。自分の観察が患者さんを救うことを実感できます。そして仕事がとても楽しくなります！

この時間のポイント

❶ シャント音は、シャントの状況が悪化するほど「長音から短音に」「低音から高音に」なっていく。

❷ 狭窄部は、血管のその部分が突然狭くなっていることの現れ。その前後で、パンパンに硬くなった血管と、血流が少なく虚脱状態の血管に触れたら要注意。

❸ シャント狭窄・閉塞好発部位ベスト3は、「吻合部からの血流が最初にぶつかる分岐部」「吻合部」「穿刺部」。これら3ヵ所をチェックするだけで、シャント狭窄・閉塞部位の90％以上がカバーできる。

4日目 3時間目

● ● ● この時間のテーマ

動脈表在化と
シングルニードル透析

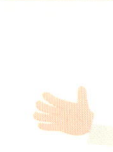

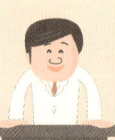

「動脈表在化」と「シングルニードル透析」についてお話しします

　さてこの時間は、ゼミ受講ナースEさんからの質問をメインで取り上げます。Eさんからいただいたのは、じつに悩ましい質問です。おそらく多くの施設で本当に困っておられるのだろうと拝察します。ですから私は、まずみなさんが「困っている」ことに対して、深く共感したいと思います。そうです。みんな困っているのです。まずは、ここからはじめましょう。そして、むずかしい状況のなかからも、もっともよい選択肢を見出せるよう、しっかりと勉強していきましょう。

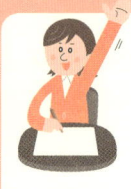

ゼミ受講ナースからの質問

　シャントトラブルをくり返し、現在、動脈表在化に穿刺している患者さんがいます。返血静脈が細く、毎回穿刺がたいへんで、ときには動脈血でシングルニードル透析をすることがあります。動脈表在化でシングルニードル透析を行うということは、いったいどういう状態になっているのでしょうか？デメリットはないのでしょうか？

《質問のポイント》
1. そもそもなぜ動脈表在化を作らなければならないの？
2. 動脈表在化にはどんな問題点があるの？
3. シングルニードル透析はどんな仕組みなの？
4. シングルニードル透析ができない条件はあるの？
5. 動脈表在化の患者さんで返血静脈が見つかりにくい場合はどうすればいいの？

動脈表在化とシングルニードル透析

Question 1 そもそもなぜ動脈表在化を作らなければならないの？

まずはじめに、「『動脈表在化を選択する』というのはどういうことか」について考えてみます。通常、血液透析を行うためにはシャントを作ります。それがもっとも長持ちして、患者さんへの負担も小さいからです。シャントというのは、動脈と静脈を直接つなぐことをいいます。つまり、つなぐことができる静脈があるからこそ、シャントは作れるのです（それは自己血管のシャントばかりでなく、人工血管のグラフトでも同じです）。

しかし、人間の腕にある静脈には限りがありますので、何度もシャントを作っていると、いつか使える静脈がなくなってしまいます。それでも透析は続けなければなりません。だから苦肉の策として、腕の深いところにある動脈（たいていは利き腕でない腕の上腕動脈）を皮膚のすぐ下までもち上げてくる手術を行って、シャントの代わりにします。これが「動脈表在化」です。

Question 2 動脈表在化にはどんな問題点があるの？

問題は使いかたにあり！

長期的な問題としては、穿刺をくり返すことにより動脈瘤が発生する危険性があります。短期的にも、不十分な止血による出血や、穿刺をミスした際に発生する急性閉塞により腕を切断する危険性があったり、あるいは大きな血腫（シャントよりも圧が高いので大きくなりがちです）をつくりやすいなどの問題があります。しかし、これらは副作用の話ですので、使いながら十分注意していくことになります。

では、本当の問題は何かというと、じつは使いかたそのもののなかに存在します。多くの場合、動脈表在化は血液採取側（「動脈側（A側）」といわれています）にしか使えません。なぜなら動脈ですので当然血圧があります。それがたとえ 140/80 mmHg くらいだとしても、拡張期血圧ですら 80 mmHg

もあります。ということは、動脈から採取した血液を再び動脈に返そうとしても、圧が高くなりすぎて返しきれなくなるということです。ですから、どこか静脈を探してもう1本針を刺して、返血側（「静脈側（V側）」と名づけられています）を確保しなければなりません。

「あれ？」と思った人は正解！

ここまで聞いてきて、「あれ？」と思いませんでしたか？ そうです。ここで「動脈につなぐ静脈がないから動脈表在化を選択したのに、『静脈を探して返血側を確保しろ』ってどういうこと？ 無理なんじゃないの？」と、思ったあなたは正しいのです。

ただ、絶対無理というわけではなく、一時的には可能でしょう。まずは腕中を探して尺側や手背にある、あまり長くはもちそうもない静脈だとしても、見つけてとりあえず穿刺します。これらが潰れると、次に反対側の腕のどこかを探して同じことをします。この段階で、患者さんの両腕に穿刺することになりますので、透析中に両手の自由を奪うことになります。そしてとうとう腕に静脈を見つけられなくなったら、次は足関節の静脈に穿刺します。

どうしようもなく……シングルニードル透析

しかし、それでも穿刺できているあいだはよいのです。動脈を表在化しなければならないような患者さんは静脈の状態が悪い人ばかりなので、そんな日々はそう長くは続きません。運が悪ければ、1年もしないうちに「先生！刺す静脈がありません！」ということになってしまいます。その先生だって、いくら言われてもないものはないので、「どうしましょう」と悩みます。そこで、「とりあえず、今日はシングルニードルで透析しましょう」ということになるわけです。そして、「どうしようもなくて、とりあえず……」のはずが、いずれ毎日になってしまうのです。

Question 3 シングルニードル透析はどんな仕組みなの？

では、シングルニードル透析の原理についてお話ししましょう。通常、血

3 動脈表在化とシングルニードル透析

液透析は針を2本用いて行います。動脈側に1本、静脈側に1本ですね。これで動脈側から取った血液を静脈側に連続的に返して（それが血流量です。200〜250mL/minくらいですね）、十分に透析することができます。

しかし、ここでもシャントの状態の悪い人が現れます。どうやっても動脈側1本しか刺すところがない人がいますね（もし「静脈側しか刺せない」、つまり「血液が十分取れるところに刺せず、返すところしか刺せない」としたら、それはシャントではなくただの静脈です。これではシングルニードル透析すらできません）。しかしこれはシャントですので、穿刺したときの圧は非常に低いはずで（あまり低くないとしても、動脈よりはかならず低いものです）、静脈側としても使えるはずです。「では、2本刺すというぜいたくを言わず、1本で交互に動脈・静脈として使って、なんとか透析をしてしまおう」と、みんな考えるのです。そうやって編み出されたのが、「シングルニードル透析」です。

🧑 シングル、つまり針1本で行います

原理は、図に示します。まず、静脈側の回路の末梢を、あらかじめ透析用監視装置についているクランプで止めます（回路クランプと兼用になっていることが多いでしょう。名前は各メーカーでまちまちです。東レ・メディカルは"回路クランプ"、日機装は"クランプ内蔵気泡検出器"といいます）。こうして、血液が患者さんのシャント内に戻らないようにします。次に、ポンプを回して回路内がパンパンになるまで血液を詰めてしまいます（ここまでは回路全体を動脈側として使用するわけですね）。これは圧によって制御されます。血液を詰め込むとき、「ここまで詰め込んでくれ」という限界を、圧で設定します。その圧の名前も決まっておらず、メーカーによってまちまちです（東レ・メディカルは"採血圧力"〈採血〜返血〉、日機装は"シングルニードル切替圧上限"といいます）。

パンパンになったら（つまり設定した圧になるまで血液を詰めたら）もう血液を詰めることができないので、ポンプが止まります。すると、静脈側のストッパーが外れて血液が戻りはじめます（つまり、ここからは回路全体を

図　シングルニードル透析の原理

[採血時]

- 血液ポンプ（ポンプが回って血液を採取していくと、回路内に血液がパンパンに溜まります）
- シングルニードル用穿刺針（A側／V側／針）
- A側エアトラップチャンバー
- ダイアライザ
- V側エアトラップチャンバー（ここに血液を溜めるため、普通のV側トラップより大きく長くなっている）
- 穿刺針
- 回路クランプ（ここでクランプされているので、回路内の血液は吸い上げられずにシャントから血液が取られていく）

[返血時]

- （液面が下がってきます）
- （ポンプが止まるため、血液はここで止められ、A側から血液は落ちてきません。また、V側トラップから落ちてくる血液が上がっていくこともありません）
- 穿刺針
- （ここのクランプが外れることで、高圧になっている回路内の血液が穿刺針へ向かって落ちていき、シャント内へ血液が戻っていきます）

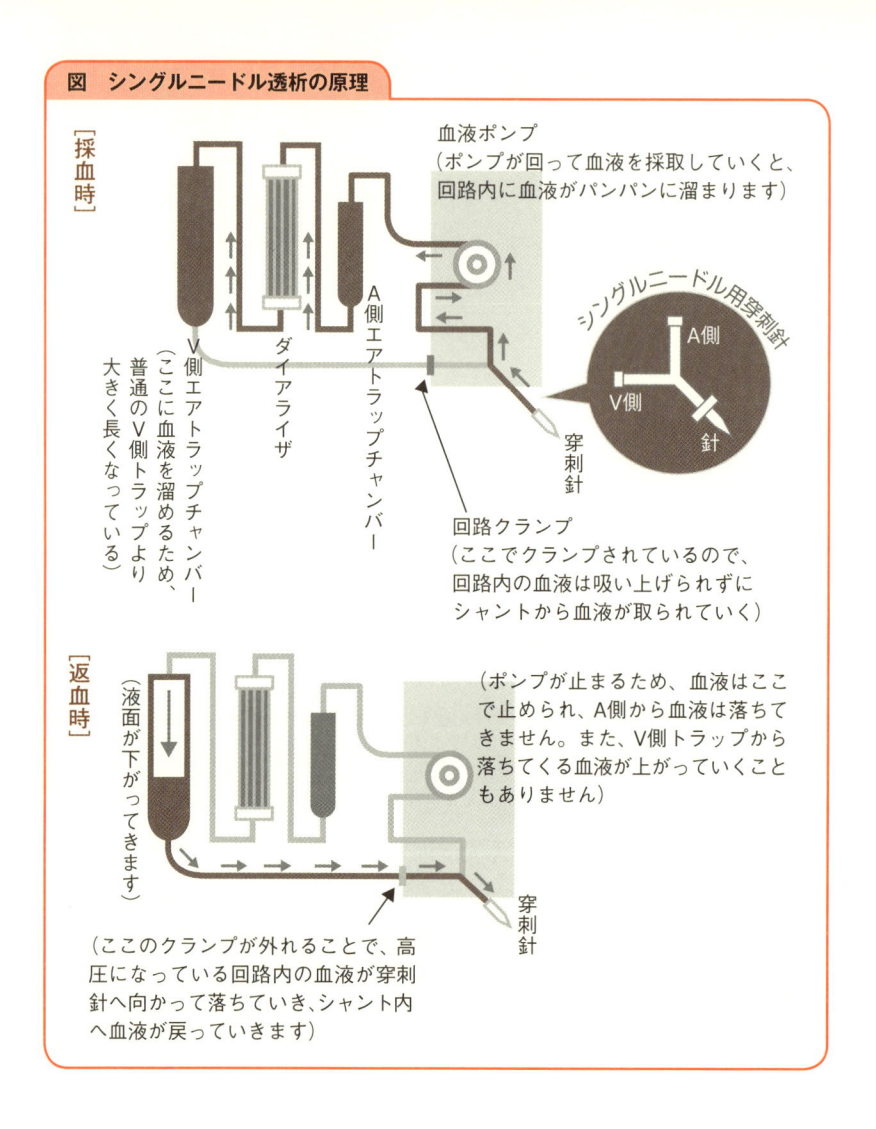

静脈側として使うわけです）。血液がどんどん患者さんのシャント内に返っていくと、パンパンだった回路の中の圧がどんどん下がります。この場合も、「あらかじめここまで下がったら、終わり」という圧が設定してあります（こ

の圧の名前は、東レ・メディカルが"返血圧力"〈返血〜採血〉、日機装は"シングルニードル切替圧下限"となっています）。設定した圧まで下がったら、再び静脈側の回路がクランプされてポンプが回りはじめ、血液が動脈側回路に詰められます。これをずっとくり返して、針1本で透析を行うので、シングルニードル透析といいます。

Question 4 シングルニードル透析ができない条件はあるの？

このシングルニードル透析をはじめて見たとき、私は「おお、いいアイデアだ！」と感動しました。たぶん人工呼吸器の従圧設定からヒントを得たのでしょう。2本の針を刺して連続して透析するのに比べて、あきらかに透析効率は悪くなりますが、「できないときのシングルニードル頼み」という感じで、本当に助かります（みなさんも経験ありですね？）。

代表例は動脈表在化

しかし、いつでもどこでもできるのかというと、そうでもありません。そのシングルニードル透析ができない場合の代表的な例が動脈表在化なのですが、もうおわかりですか？　なぜなら、シングルニードル透析をやるためには、「シングルニードル切替上限圧」と「下限圧」のあいだに十分な圧格差が必要になります。さらに「その圧格差をどれだけの時間かかって行き来するのか」が、透析効率を考えたとき非常に重要となります。血液のよくとれるシャントや動脈表在化であれば、血液をとる場合の時間は非常に短くなるので問題になりません。問題になるのは、静脈側クランプを外したときに返っていく血液のスピードです。シャントの場合は、問題になることが少ないはずです。みなさんも穿刺針を回路につないで最初の開放圧を観察されていると思いますのでわかると思いますが、シャントの場合なら、－5〜0mmHgくらいになりますよね（プラスになるようだったら、そのシャントは要注意です。シャント閉塞の危険信号です）？　そのぐらい低い圧のところに血液を返すことを前提として行われるシングルニードル透析なのに、動脈という

最低でも血圧 80mmHg（拡張期）程度のところへ返してよいはずがありません。血液が返るのに非常に時間がかかり、ほとんど透析になりません（除水は一応できます）。

ですから、動脈表在化に対してシングルニードルなんて、本当は行ってはならないのです！ 急場しのぎに1回だけならまだしも、これが恒常的になった日には……悲惨な under dialysis で、とんでもない透析不足ということになります。

Question 5　動脈表在化の患者さんで返血動脈が見つかりにくい場合はどうすればいいの？

では、動脈表在化で返血静脈が見つかりづらい場合、どうすればよいのでしょうか？ 一応、教科書的な答えを書きましょう。

①どこか適切な静脈を探す（あれば苦労しません）
②なんとか人工血管グラフトを用いてシャントを作る（作れるなら何も苦労しませんね）
③パーマネントのダブルルーメンカテーテルを挿入する（普通に生活している人が、何年も耐えられるものではありません。それにひとたび外来患者さんに感染が起きたときには、たいへんなことになります。リスクを知りつつやる、というものではないでしょうか）
④あきらめて CAPD に移行する（シャントがないために、ネガティブセレクションで CAPD に入ります。しかし、その後 CAPD ができなくなって、血液透析に戻ってきた人はどうしましょうか？）
⑤腎移植を行う（解決策としては、ほとんど机上の空論でしょう。移植が受けられるのなら、シャントの状態とは関係なくやっているはずです）

この教科書的な対応については、「すべてをやりつくしていなかった！」「まだこれがあった！」という場合は、やってみる価値があるでしょう。その場合はそれが答えになるかもしれません。

しかし普通に考えれば、あらゆることをみんなやりつくして、もうどうし

ようもなくなって、この最後の非常手段といえる"動脈表在化でのシングルニードル透析"にたどりついたのではないかと、私は思います。質問者であるEさんも、そういう意味を込めて、「だからどうするの？」と、聞いているのではないでしょうか？

究極の選択としての⑥番

そこで、この問題に対して、もう一つ答えを付け加えておきましょう。

⑥ **患者さんと家族に現状をきちんと説明して、やむをえずこのままシングルニードル透析を続ける**（究極の選択です）

「『いまの条件が悪いことがわかっていながら、次の手段がないためにやむをえずしなければならない』ということが、たくさんある」という事実も、われわれは知っておかなければなりません。そして何よりも大切なのは、それを患者さんと家族に、きちんと説明することです。

今回の質問は、「"究極の選択"として⑥を選ばざるをえなかった施設からの質問なのだ」と、私は思っています。

この時間のポイント　POINT

❶ 動脈表在化は、シャントにする静脈がない場合に選択する。しかし、当然圧が高いため、返血のための静脈を探して透析をしなければならない。

❷ シングルニードル透析は、シャントの状態が悪くて動脈側１本しか穿刺する場所のない人に対し、その１本を交互に動脈・静脈として使って透析を行う方法。

❸ 動脈表在化に対して、シングルニードル透析を行うと、あきらかに透析効率が下がる。これを恒常的に行うと、深刻な透析不足となる。

❹ それでも❸のような不利な方法を選択せざるをえないこともある。そのときに必要なのが、本当のインフォームドコンセントである。

4日目 小テスト バスキュラーアクセス

よ～い はじめ！

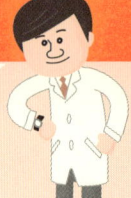

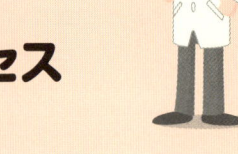

1時間目　基本的な穿刺部位の選びかた　理解度▶ 50% 80% 100%

Q1. バスキュラーアクセスとは何でしょうか？ 種類と特徴を挙げてください。

Q2. 穿刺の①部位、②位置、③向きの決めかたを説明してください。

Q3. 同じ場所に穿刺してしまうことで、患者さんにどのような不利益がありますか？

2時間目　シャント狭窄を早期発見できる観察術　理解度▶ 50% 80% 100%

Q1. シャント狭窄のアセスメント方法を、シャント音の特徴をもとに説明してください。

Q2. シャント狭窄・閉塞の好発部位を説明してください。

Q3. シャント狭窄の特徴を、触診の所見から説明してください。

3 時間目　動脈表在化とシングルニードル透析

理解度 ▶ 50% 80% 100%

Q1. シングルニードル透析の原理を説明してください。

Q2. シングルニードル透析をするのに動脈表在化が不利な点を説明してください。

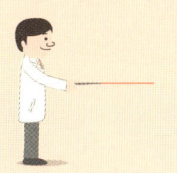

4日目 小テスト

解答は次ページへ

4日目 小テスト 解答

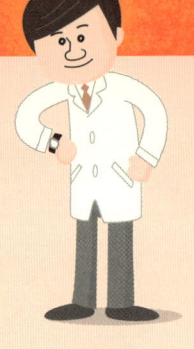

1時間目　基本的な穿刺部位の選びかた

A1. 　透析において、十分な血液を採取するための装置（水道の蛇口みたいなもの）です。これまでは「シャント」と言われていましたが、透析期間の長期化や透析患者さんの高齢化に伴い、シャントだけでは透析を継続していけない人が増えました。そのため、そのほかのいろいろな方式の血液採取の方法が必要とされるようになり、「バスキュラーアクセス」という表現が使われるようになったのです。

　バスキュラーアクセスの種類は、**①動静脈シャント**、**②人工血管グラフト**、**③動脈表在化**、**④ヘマサイト**などです。その比率は、①動静脈シャント90％、②人工血管グラフト2.5％、③動脈表在化7.5％くらいです。（ヘマサイトは製造も中止され、実際にはほとんど使われていませんので省略します）。

　いちばん安定して長期に使えるのは何と言っても自己血管を使った動静脈シャントです。20年近くずっと同じものを使っている人もけっこういますが、個人差が大きく、年中シャント手術を必要とする人もいます。

　人工血管グラフト・動静脈表在化は、ファースト・チョイスされることはなく、たいがいはシャントが使えなくなり、新たに作製する血管もない、というようなときに選択されます。近年は人工血管グラフトの開存成績が非常に向上しており、動静脈シャントと遜色がなくなってきたこともあり、つなぐ静脈さえあれば人工血管グラフトを採用することが増えています。動脈表在化は安定した血流採取には適していますが、結局返血する静脈がなくなることが多いため使用できなくなる場合があります。また、長期に動脈（多くは上腕動脈）の同じ部分に穿刺することになるので、動脈瘤をつくってしまい使用中止になるケースがあります。

A2. ①**穿刺部位**：血液を採取する動脈側と返血する静脈側の2ヵ所が必要です。

②**穿刺位置**：動脈側は吻合部に近く、静脈側は動脈側より遠くなければなりません。逆にしてしまうと、静脈側から返した血液をまた動脈側で採取してしまうため、再循環が起こるからです。また動脈側と静脈側の針の先端があまりに近いと、これも再循環の原因になりますので、15cm程度は離すようにしてください。穿刺針の位置が近いときは、針の向きが反対を向く（←→）ように刺すことで、穿刺部同士が近くても針の先端同士はより遠くに位置させることができます。

③**穿刺針の向き**：動脈側は十分な血液量が確保できさえすれば、血流に対向する方向でも、血流の流れと同方向でもかまいません。しかし、静脈側は特別の事情がない限り、血液の流れと同方向に針の先端が向くようにしないと、静脈圧が高くなり透析に支障が出ます。

A3. くり返し同じ場所に穿刺することで、血管壁も皮膚も修復が十分できないうちにくり返し穴をあけられることになりますので、止血が悪くなり出血の危険性が高まります。さらにそれをくり返しているとシャント瘤をつくってしまい、シャントが閉塞する危険性が高まります。

2 時間目　シャント狭窄を早期発見できる観察術

A1. まず、狭窄がなく血液が遠くまでスムーズに流れているシャントは「低音で長音」が聞こえます。それに対し、血流がスムーズでなく、どこかにぶつかってせき止められているようなシャントは「短音」になってきます。さらに血管が狭くなっていきなり流れの幅が狭められたシャントでは、「高音」になっていきます。シャントの狭窄が強くなるほど、「低音→高音」になり、流れがスムーズでなく障害物にぶつかる度合いが強くなるほど「長音→短音」になります。高音で短音のシャントは閉塞寸前と言えます。

A2. 多くは3ヵ所です。1番目は、シャント吻合部からの血流が最初にぶつかる分岐部です。シャント吻合部に近い最初の分岐部は、動脈から噴き出してきた高い圧の血流がもろにぶつかるため、その圧に負けないように血管が収縮しやすく、狭窄を招きます。2番目は吻合部です。動脈から噴き出す高い圧の血液が直接ぶつかりますので、あらゆるシャント血管中もっとも血管壁が硬く、分厚く、石灰化しやすく、狭窄を起こしやすくなります。3番目はくり返し穿刺が行われている部位です。くり返しの穿刺はシャント瘤や狭窄を頻発させますので、すこしずつでも位置を変えて穿刺するよう心がけてください。

A3. シャントが狭窄した場合、狭窄部を挟んで前後の血管に大きな特徴が出ます。
①狭窄部の前：たくさんの血液が狭窄部でせき止められますので、血管内圧が高くなり、パンパンに膨らみ硬くなります。
②狭窄部の後：血液が狭窄部でせき止められますので、流量が減ります。血管内圧が低くなり虚脱状態になります。

　ふだんから狭窄部位を触診していると、「そろそろ経皮的血管形成術（PTA）が必要ですね」というようなことが、シャントが潰れる前にわかるようになります。

3 時間目　動脈表在化とシングルニードル透析

A1. 本来、穿刺針を2本刺し、動脈側から取った血液を回路に回し、静脈側に返すことによって透析が行われます。シャントの状態が悪く、どうしても針が1本しか刺せないというようなときに行われるのがシングルニードル透析です。

　まず、血液を採取するときは静脈側の末梢を透析用監視装置についている回路クランプで止めておき、その状態でポンプを回して血液を回路の中にパンパンになるまで詰め込みます。このとき、通常の回路を使うと血液を溜めるため

の場所がほとんどありませんので、シングルニードル透析用の回路は、血液を溜める静脈チャンバーを長く太く作ってあります。設定した圧になるまでいっぱいに血液を詰めるとポンプが止まります。そして静脈側の回路クランプが外れ、自然落下圧で血液が落ちていき、静脈側から体内に返血されます。このとき、動脈側はポンプが止まって、そこで動脈側回路からの流れが止められますので、血液が逆流して動脈側から返ることはありません。このように回路全体を交互に動脈・静脈として使って、針1本で透析を行えるようにしたものです。

A2. 2本穿刺して透析した場合、血流200mL/minなら確実にその血流量で透析が連続でできます。シングルニードル透析は、1本の回路を血液採取モードと返血モードの2つに分けて使いますので、どうがんばっても透析効率は半分以下になってしまいます。

そしてシングルニードル透析の効率を決定するいちばん大きな要因は、返血モードに要する時間です。回路クランプを外して、血液を長く太く作ってある静脈チャンバーから自然落下させるのですが、実際、シャントの開放圧がマイナスになるような非常によいシャントであれば、すばやく返血されすぐ次の血液採取モードに移行しているような印象を受けます（血液採取モードでは、採取効率をよくするためにポンプを350〜500mL/min程度に非常に速く回して回路を満たします）。

ところがシングルニードル透析では、血液採取モードも500mL/minくらいに最高にすばやく血液をとって、返血モードも最高に状態がよく、さくさく血液が返っているような状況になったとしても、2本穿刺したときの血流量100mL/min程度の効率になるのがやっとです。この点だけでもシングルニードル透析は通常の透析より不利なのですが、さらに動脈表在化を使うということは、ゼロに近いはずの静脈圧が、平均血圧120〜140mmHg（低い拡張期血圧でも60〜90mmHg、高い収縮期血圧は140〜160mmHg程度）というような動脈に返さなければならないことになります。血液は圧に邪魔されてスムーズに血管に返らなくなります。

実際にやってみるとわかりますが、動脈表在化でシングルニードル透析を行うと、血液の自然落下にすごく時間がかかって、いつまでたっても返血モード

から採血モードに変わらずいらいらします。

　透析前の血中尿素窒素（BUN）75mg/dL、クレアチニン（Cr）10.2mg/dLだったのが、後の採血でBUN60mg/dL、Cr7.5mg/dL……という程度の効率になってしまいます。動脈表在化でのシングルニードル透析は不利というよりも、なんとか除水だけはしておいて、次の透析までにバスキュラーアクセス（シャントが作れるはずがないので、別の方法という気持ちでバスキュラーアクセスです）をなんとかするための時間稼ぎぐらいしかできないことが多くなります。

　どうしてもこの方法しかない、というときは、7時間程度透析を行えば、続けていけなくもない程度の効率は稼げます。このときも針をなるべく太くして圧を下げ、静脈チャンバーの位置を相当高くして自然落下圧が強くかかる、というような工夫をしなければなりません。

5日目

合併症

- **1時間目** 便秘解消
- **2時間目** 血圧変動の激しい糖尿病患者の透析
- **3時間目** 血液透析中の筋痙攣
- **4時間目** 鉄剤投与とエリスロポエチン投与

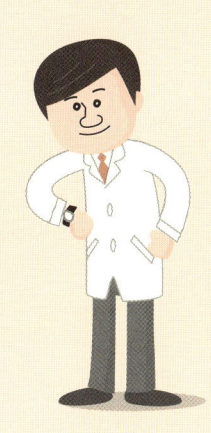

5日目
1時間目

●●● この時間のテーマ

便秘解消

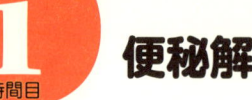

多くの透析患者さんの悩みである便秘について考えてみましょう！

　透析患者さんは、みなさんほとんど便秘です。透析導入前にはそうでなかった人まで便秘になります。患者さんからの相談も3本の指に入るほどの多さです。今回、質問をしてくれたナースのFさんも、「なんとかしたい」という思いがありつつも、どうすればよいのか悩んでいるようですね。そう、便秘というのは、患者さん自身はもちろん、スタッフもその対策に悩まされるところです。
　みなさんは、どのように対処していますか？ いっしょに考えていきましょう。

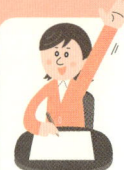

ゼミ受講ナースからの質問

　透析患者さんに、よく「便秘がつらくって……」と相談されます。それに対して、いつも「食物繊維をたくさんとって……」など、ありきたりの返答しかできません。人によって原因が違うのかなあ？ と思いながらも、それ以上のこともできないままで、実際に便秘も解消されていません。何か効果的な方法はあるのでしょうか？

《質問のポイント》
1. そもそも透析患者さんは、なぜこれほど便秘に悩むことになるの？
2. 便秘の解消法はあるの？

> **Question 1** そもそも透析患者さんは、なぜこれほど便秘に悩むことになるの？

ここでは、「機能性便秘」のうち「慢性便秘」のみを取り上げます。

1. 腸の蠕動運動の低下

尿毒症の毒素、代謝異常、栄養障害、酸塩基平衡の異常などが長期に続くことが多く、その結果、腸筋肉が全般的に細く、薄く、弱くなっていきます。筋力が弱いと、腸の蠕動運動も弱くなってしまい、便を腸管の先へ送ろうとしてもなかなか動いていってくれなくなります。

2. 水分制限

もともと水分制限があるため、透析患者さんの便は硬くなりがちです。それに加えて透析のたびに水をしっかり引かなければなりません。まさしく透析ごとにドライウエイト（つまりもっとも乾いたところ）にまで除水することになります。ドライウエイトまで除水するということは、もう体のどこにも水が余っていないということです。が、しかし……たった一つ余分な水分のあるところがあります。それが腸の内容物である便です。体がドライになっているので、なんとかすこしでも大腸にある便から水を吸おうとします。このようにして、透析患者さんの便はさらに硬くなります。

3. 粘液分泌量の低下

さらに、腸の筋肉や粘膜が萎縮していることの多い透析患者さんは、粘液の分泌も減って便がスムーズに腸管内を流れていかなくなります。潤滑油のない筒の中を通り抜けていかなければならないので、便の通りはとても悪くなります。

4. 薬の副作用

　陽イオン交換樹脂（ケイキサレート®、カリメート®など）は腸の中で固まりやすいため、これらを服用することで便がさらに硬くなります。最近では、セベラマー塩酸塩（レナジェル®、フォスブロック®）がさらに便秘を悪化させる原因となっています。

5. 自律神経障害（糖尿病の場合）

　糖尿病患者さんは自律神経障害が強くなっていくので、腸壁の中の自律神経も動きが悪くなります。これが糖尿病透析患者さんの便秘をひどくします。

→これらが透析患者さんの生活制限と複合的にからみ合って……

下剤の服用、200mLの飲水確保がキツイ！

　下剤を使って腸蠕動を活発にすることはよく行われます。しかし、硬くなってしまった便を肛門へ向けて送り出すのはたいへんなことです。透析患者さんではなかなかうまく動いてくれません。

　また、下剤は200mL程度の水をいっしょに飲まなければあまり効果のないことが多いのですが、飲みたい水の量を毎日削って生活している透析患者さんにとって、心おきなく飲んでよい200mLの水を簡単にひねり出せるはずもありません。

透析中の便意は避けたい患者さん

　さらに、透析中に便意をもよおしたくない（これは透析治療がオープンスペースで、多くの人が周りにいる環境のせいでもあります）という気持ちが強い透析患者さんは、便を出してもよい時間帯がさらに限られてしまうので、すこし無理な計画の下に下剤を服用しなければならなくなります。

　便が硬い、水分が少ない、腸の動きが悪い、粘液が少ない、神経障害が強いなど、書いていて気がめいってしまうほど、透析患者さんには便秘になる条件が整っていますね。

さて、ではいったいどうすればいいのでしょうか？

Question 2　便秘の解消法はあるの？

1. 便秘のみにとらわれず日常生活全体を見わたそう
便秘のことだけを聞くな！

とにかく、便秘に苦しむ患者さんの日常生活について、よ〜く聞きましょう。著しい便秘に陥っている人には、どこかにほかの人より便秘をひどくしている要素があるはずです。「それを見つけるまで話を聞くこと」が大切でしょう。これをとことんやることで、スタッフはもちろん患者さん自身が自分の日常生活のどこに問題があるのかに気がつくことがあります。それによって頑固な便秘が、解消しないまでも緩和されることがあります。

このときのキーワードは、「便秘のことだけを聞くな」です。夜更かしで遅起きで、偏食で、運動不足なのに、便通だけはよいというはずがありません。どのような便秘なのかにばかり気をとられず、その人の日常生活全体が食欲と便通として表現されているという視点で聞きましょう。

2. 運動の習慣

すこしの時間でもいいから、いままでより運動をしてもらいましょう。それも、できれば早起きをして朝食前に散歩をするなど、生活習慣も改善されるような運動方法を勧めましょう。運動嫌いでも、便秘のためなら運動する人もいるはずです。万歩計を使うところからはじめてもよいですね。これも、日常生活全体を見わたした工夫が必要です。

3. 下剤の工夫
さまざまな種類を試してみよう！

下剤の種類も工夫しましょう。センナやセンノシドは、大腸刺激性の下剤です。腸蠕動を亢進させます。耐性が生じやすく、服用量がどんどん増えて

いくのが欠点です。塩類下剤（塩化マグネシウムなど）や糖類下剤（D-ソルビトール）は、機械的下剤に分類され、便の性状を軟らかくしてくれます。機械的下剤で便の性状を整えて動きやすくし、大腸刺激性下剤で腸蠕動を活発にするという組み合わせが基本となります。センナばかりでなく、塩類下剤も、D-ソルビトールも、漢方薬も、さまざまな種類を試してみましょう。そして下剤を飲むときに、なんとか水を多めに飲めるように水分管理をしてもらいましょう。

何でもいいから、何か方法はないか？

うーん、どれも当たり前の話ばかりです。みなさん当然やっていることばかりだと思います。じつはそんなにいい方法がないのが便秘対策なのです。本来、透析患者さんは体がつねにドライに傾いており、筋力が弱いために腸蠕動も弱くなりがちで、しかも糖尿病の患者さんが多いのですから、名案があるはずもありません。

私もじつは、便秘対策はとても苦手です。苦手なのですが、「苦手です！」と言ってしまうとすべて終わりです。「何かないか？」「何でもいいからないか？」と考えていかなければ、この勉強会の意味がありません。名案というほどのものではありませんが、頑固な便秘で行きづまったときに私がときどき行う方法をお教えします。いえ、別にたいしたことではないのです。ちょっとした発想の転換です。

4. 便秘で困っていない患者さんに生活状況を聞いてみる

本当の解決策はここにある？

これは、けっこうよい方法です。「便秘で困っていない患者さん」というのは、便秘の問題を自分なりに解決した人である場合もあります。私たちは便秘の解決のために話を聞こうとする際に、便秘を解消できていない人の話ばかりを聞きがちです。便秘を解消できていない人が訴えてくるわけですから、ついついそうなってしまうのは仕方がありません。しかしです！ 本当の解決策は、便秘とは無縁な人、無縁に見える人がもっていることが多いの

です。で、実際そういう人に聞いて返ってきた答えはどんなものかというと……みなさんをすこしがっかりさせてしまいますが、ごく当たり前の答えが多かったのです。そう、体重増加が少ない→がんがん水引をしなくてよい→便から水分をどんどん吸い取られない→便がカチカチに硬くならない、散歩が好きで1日1万歩は絶対歩いているなど。これは名案だ！　というような答えはまったくありません。ただ、実際にうまく排便コントロールができている人の生活はこうだ！　というのが、自分なりに納得できれば、そうでない人への指導も自信をもってできるのではないかと思うので、ぜひ便秘に困っていない患者さんに聞いてみてください。

解決策を探求せよ！

先ほど、便秘に苦しむ人の話を聞くことをとおして、「日常生活のどこに問題があるのか？　どこがいけないのか？」、患者さんもスタッフも見わたしてみましょうと言いました。つまりこれは、"問題を把握する作業"です。そして便秘になっていない、便秘を解消してしまったせいで、ほとんど便秘についての訴えがない人の話を聞く作業は、"解決策の探求"をしていることになります。「問題の渦中にある人と、問題を通り過ぎてしまった人の、両方の話を聞くことで、やるべきことが見えてくる」ことがあります。

この時間のポイント　POINT

❶ 透析患者さんの便秘のおもな原因は、①筋力低下による腸蠕動の低下、②水分制限による便の硬化、③粘液分泌量の低下による便の通りの悪さ、④薬の副作用、⑤糖尿病の自律神経障害による腸壁の動きの低下などである。

❷ 便秘解消のためには、運動習慣を含む日常生活や下剤などの見直しが基本。その際、便秘に悩む患者さんと便秘についての訴えがない患者さんの両方から話を聞き、幅広く問題点を把握し、解決法を探っていくことが大切である。

5日目 2時間目

● ● ● この時間のテーマ

血圧変動の激しい糖尿病患者の透析

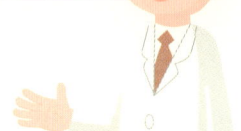

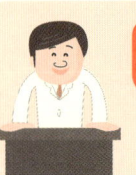

きっとみなさんの身近にも多い糖尿病患者さんの血圧についてお話しします

　糖尿病を原疾患とする患者さんは、いまや新規透析導入患者さんの40％程度にまでなっていて、さらに増加の傾向にあります。糖尿病患者さんの透析に悩んでいる方もそれだけたくさんいらっしゃることでしょう。今回質問をしてくれたゼミ受講ナースのGさんは、とくに透析中の低血圧について悩んでいるようですね。2日目の1時間目で勉強した内容も思い出してもらいながら、また基礎からしっかりと考えていきましょう。

ゼミ受講ナースからの質問

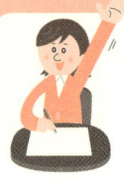

　透析室勤務になって2年目のナースです。糖尿病患者さんの透析中の血圧低下に悩んでいます。元気そうに話していると思ったら、突然意識がなくなるほど血圧が落ちてしまったり、透析開始時に200mmHgもあった血圧が、あっという間に100mmHgぐらいになったりすることもめずらしくありません。いつも先輩に聞きながらバタバタと処置をしてなんとか透析を終えていますが、「どうして糖尿病の患者さんにはこういう人が多いのか？」「こんなことになる前に何とかできないのだろうか？」など、わからないことだらけです。初歩的なところから教えてください。

《質問のポイント》
1．どうして糖尿病患者さんは透析中、急激に血圧が下がるの？
2．急激に血圧が下がる前に、予防的に何かできることはないの？

Question 1 どうして糖尿病患者さんは透析中、急激に血圧が下がるの？

糖尿病患者さんの特徴
　糖尿病、それも2型糖尿病から透析に導入した人は、以下のような特徴があり、管理がむずかしく、重症化しやすい人が多くなっています。
①高齢者が多い
②合併症を発症している人が多い
　・動脈硬化の進展によるもの
　　a）micro angiopathy：網膜症、腎症
　　b）macro angiopathy：虚血性心疾患などの心・血管系合併症、脳梗塞、閉塞性動脈症
　・神経障害の進展によるもの
　　a）知覚が鈍麻している：足底のけがなどに気づかず悪化することが多い
　　b）自律神経障害がひどくなっている：起立性低血圧、消化管障害

　要するに、観察ポイントが多く透析中も手厚いケアを要し、予後がよくない人たちといえなくもありません。ちなみに、上記の網膜症、腎症、神経障害を糖尿病患者さんの三大合併症と呼びます。

透析療法における水の動き
透析って何でしょう？
　まず、ものすごく当たり前のことから説明を始めますが、透析を受けるということは、患者さんは2つの治療、つまり透析と除水を同時に受けていることはご存じですね。透析は、透析液を通じた老廃物の排出、電解質バランスの是正、そして酸塩基平衡の是正がおもなはたらきです。老廃物の排出とは、「おもに血中尿素窒素（BUN）やクレアチニン（Cr）などの排出」です。電解質バランスの是正とは、「尿が出なくなって排泄されないために血漿中

に溜まるリン（P）やカリウム（K）、およびカルシウム（Ca）やナトリウム（Na）濃度の調節」などです。酸塩基平衡の是正は、「血液に蓄積される酸性物質を、透析液に含まれる重炭酸（HCO_3^-）で中和すること」であると、おおざっぱに理解してください。そして除水とは、腎不全が末期になるとどんどん尿量が減っていき、摂取した水分を排泄できずどんどん溜めていってしまうために、「ダイアライザから透析液中へ、水分をNaといっしょに排泄する作業」です。

腎臓が168時間かける作業を透析は12時間で行っている

透析をするというのは、通常この2つの作業を同時にやることになります。腎機能が正常な人の体では、腎臓が24時間休まずはたらいて、この2つの作業をずっと行っているので、体重の変化や体内環境の激変が起こらないようになっています。

ところが透析患者さんは、腎臓による体内環境の調節ができないため、透析という手段で週に3回、集中的にこれらの作業を行わなければなりません。1週間に7日×24時間＝168時間かけて行う作業を、1回4時間×3回＝12時間で済ませようというわけですから、透析中の体内環境の変化は非常に著しいものになります。それだけでも体に大きな負担をしいるものであることは、理解できると思います。

除水する水分はどこにある？

さて、以上のような効果のある透析という治療において、除水という作業は体内でどのように進んでいくのでしょうか？　まず、ドライウエイト（DW）50kg、透析間の体重増加量が中2日で2.5kgの患者さんを例に考えてみます。

循環血漿量は体重の13分の1程度ですから、DWが50kgの患者さんでは4Lぐらいです。もし除水量の2.5kgが、この循環血漿量のみから引かれるのだとしたら、4L − 2.5L ＝ 1.5Lとなります。これでは透析が終了したときの循環血漿量は1.5Lしかないことになります。それでは血管内が虚脱してしまい、血圧がほとんどゼロになってしまうので、人間は生きていけません。

では、除水される 2.5L の水分はどこから引かれるのでしょうか？ 透析患者さんの透析前の循環血漿量は、尿が出ないために若干は増加（500〜1,000mL ぐらい）していますが、残りは血管外に貯蔵されています。それは多くは心臓からもっとも遠く、血液の還流の状態がよくない下腿や、両脇腹などになることが多いですね。だから透析前の患者さんは足がむくんでいるのです。下腿で処理できないほど大量に溜まると、肺や腹腔内に浸み出してきます。これが肺水腫であり、いわゆる高度の心不全状態といえます。

○○より除水速度が速い→血圧低下！　これって何？

　さて、透析での除水は、1 時間当たり 500〜700mL くらいです。それ以上引くと、血圧がガクンと下がってしまいます。ではどうして、このときガクンと血圧が下がるのでしょうか？

　先ほど、透析患者さんの体重増加のうち、循環血漿量の増加として現れているのは 500〜1,000mL くらいだといいました。残りは間質に貯蔵されており、血管内から除水されていって循環血漿量が減少していくと、それに応じて間質に溜まっていた水分が血管の中に還流してきて補充されます。このようなメカニズムにより循環血漿量は著しく減少しないので、血圧も保たれることになります。

　この間質から血管内へ還流してくる 1 時間当たりの水分量が、透析で 1 時間当たりに除水できる最大量とほぼ等しくなります。ですから、間質から水分が血管内へ還流してくるよりも速い速度で除水すると、循環血漿量が減少して血圧が低下してしまうということになるのです。

　ただし、この話が厳密に成り立つのは、人の血管が土管のように硬く伸縮しないものであると仮定した場合の話です。そのように硬く伸縮しない状況であれば、循環血漿量が 200〜300mL 減るだけでも、血管は虚脱してガクンと血圧が下がってしまいます。しかし、人の血管はそのような著しい血圧変動を起こさないように、伸縮するようにできているのです。これもホメオスタシス（恒常性）の一つといえます。

血圧低下と動脈硬化

糖尿病患者さんに動脈硬化あり！

さて、いよいよここから、どうして糖尿病患者さんは透析中に血圧変動が激しいのか、という本題に入っていきましょう。糖尿病患者さんは、高血糖と著しい高血圧にさらされる期間が長く、その末に透析に導入されてくるので、ほかの疾患から導入されてくる患者さんより動脈硬化が進んでいることが多いのです。動脈硬化が進んでいるということは、循環血漿量の増減に応じた動脈の拡張・収縮作用が悪くなることを意味しています。だから循環血漿量が減ったときに血管が収縮して血圧を保つという作用が低下してしまい、土管に近い状態になります。すこしの循環血漿量の減少に耐えられず、ガクンと血圧が下がってしまう、という説明になります。

Question 2 急激に血圧が下がる前に、予防的に何かできることはないの？

さて、ではこういう患者さんの透析中の血圧はどうなるでしょうか？　まず透析前の血圧は非常に高いことが多く、その度合いはたいてい体重増加量に比例します。すこしの循環血漿量の減少で血管が虚脱するということは、逆にすこしの増加が、血管壁を著しく圧迫することになるのです。しかも糖尿病患者さんでは、降圧薬があまり効かないことが多いのです。降圧薬は心筋収縮力を弱くしたり、血管を拡張させたり、アンジオテンシン変換酵素（ACE）にはたらきかけたりして降圧を図ります。体に水分が溜まって血管がパンパンになっていて、しかも動脈硬化が著しく進んでいる糖尿病患者さんは、透析前にはどの降圧薬も十分に作用しないことが多いのです。ですから、透析前にベッドに横になってもらって血圧を測ると、200mmHgぐらいあることが多いですよね。

透析開始時の血圧低下
血圧への影響を少なくする工夫

　それなのに、そういった患者さんは、穿刺して、針を回路につないでポンプを回し始めると、10分もしないうちに200mmHgが120〜130mmHgぐらいまでガクンと下がっていることをよく経験します。透析開始時には、ポンプをつなぐときに、血液をダイアライザの真ん中くらいまで引いてから静脈側の穿刺針に接続しますよね。これは血液を150mLくらい先に体外に出すことと同じで、循環血漿量がわずか2分程度のうちに150mL減少することになってしまうためです。

　糖尿病でない患者さんで、あまり動脈硬化の進展していない人は、循環血漿量の減少に反応してちゃんと血管が収縮して血圧を保ってくれるのですが、動脈硬化の激しい糖尿病患者さんは一気に血圧が低下してしまうことになります。それを嫌って動静脈の穿刺針を同時につないで循環血漿量を減少させない工夫をする施設も多いかもしれませんね。このときは、体外に先に150mL血液を出すときよりは血圧への影響は少なくなります。

透析開始2時間後の血圧低下
除水速度が還流速度を上回るとキケン！

　いまの例は透析開始直後の話ですが、透析開始2時間程度たったころに、何の前触れもなくガクンと血圧が下がることも、糖尿病患者さんではめずらしくありません。これはどうしてなのでしょうか？　先ほど、除水によって循環血漿量が減っていくのに対応して、間質から水が還流してくるという話をしました。透析開始直後はあらゆるところに水が溜まっているため、順調に血管内に還流してきてくれるのですが、「透析＋除水」がある程度進んで血管へ帰る水が減ってくると、透析開始直後と同じような速度では還流できなくなります。そしてそのうちに、除水速度のほうが還流速度を上回ってしまいます。そしてやはり血管が収縮して血圧を保つという機能が落ちているために、ガクンと血圧が下がってしまいます。いままで元気に話をしていた

人が、ちょっと目を話したすきに、白目をむいて意識を失くしていた、などということになります。

糖尿病患者さんの激しい血圧変動

　でも、非糖尿患者さんの透析終了間際のように、除水するべき水がまったくなくなって血圧が徐々に下がってきた、というのとは違うので、生理食塩液（生食）の投与に対してひどく反応がよいことが多くなります。意識を失くして白目をむくほど一気に血圧が下がってショック状態になったのに、生食を200mLも入れると、また血管内がたちまちパンパンになって、血圧が200mmHgまで上がってしまった、なんていうこともしばしばです。つまり、除水するべき水が体中からなくなってカラカラになったのではなくて、血管へ水が還流してくるのが遅れてしまい、一時的に血管内の水の量が減少するだけなのです。それでも血管が硬いために、血圧を保つ機能が非常に弱く、このように激しい血圧変動を招きやすい、というのが糖尿病患者さんの透析中の血圧変動の特徴です。

透析終了後の血圧低下

著しい起立性低血圧にも要注意！

　そして、透析はなんとかよい血圧で終了できたのに、帰ろうと思ってベッドから立ち上がると、とたんに激しく血圧が低下して、またベッドに逆戻り、ということも多々あります。開始時や開始2時間後の血圧低下は動脈硬化に多くの原因を求めましたが、終了後はそれに加えて、自律神経障害が進展した著しい起立性低血圧も原因です。

　透析の開始から、終了後まで、糖尿病患者さんというのはいつでもどこでも血圧が下がってしまう危険に満ち溢れていますね。さて、どうしましょう？

対応1　ECUMを加えて透析時間を延長する

　まず、最初に言ったように、一般に透析というのは、「血液透析＋除水」という体に負担のかかる2つの作業を行っていることを、もう一度思い出し

ましょう。2つを同時に行うことは、ただでさえ体に負担がかかるのに、動脈硬化の進展した糖尿病患者さんではさらにたいへんです。ですから、可能なら4時間の透析を何とか4時間半にできるよう説得します。そして、透析3時間＋体外限外濾過（ECUM）1時間半ぐらいにして、「透析中500mL×3時間＋750mL（ECUM）×1.5時間」という計画除水を採用します。もちろん、ふだんから体重増加をできるだけ減らすよう教育することは必要です。

対応2　除水スピードを段階的に変える

次に、間質にある水が血液中に返ってくるにしても、除水が進むにつれて戻りが悪くなるとすぐ循環血漿量の減少に結びつくため、ゆっくり除水するのがいいということになりますね。それならたとえば、血液中の水分量が多い最初の1時間を750mL/hで除水し、次の1時間を500mL/hに、最後の1時間を250mL/h、というような計画除水を採用します。そしてその後ECUMにするのは同じです。

対応3　患者さん個々に対応する

さらに、いつ血圧が下がるかわからない怖さがあるため、担当ナースはいつもドキドキです。下がってしまうとショック状態になることが多いため、なんとかして前兆をつかんで下げないようにしたい、早めの処置が必要ということになりますね。こういう人を長年見ていると、だいたいいつ血圧が下がるのかわかってきますので、「この時間帯で脚を上げて循環血漿量を増やす」とか、「10％塩化ナトリウム（NaCl）注射液を入れる」とか、「下がる前に生食を150mL入れておく」など、ベテランのナースはたいていその患者さんごとに応じた対応策をもっているものです。これこそ先輩に聞いてみましょう。

対応4　開始30分後の変動幅が大きな人をマーク

新人のあなたでも、血圧の下がりやすい人を見つける方法があります。そ

れは、透析開始直前の血圧と、開始30分後に測る血圧の変動幅が大きな人をマークすることです。この変動幅は、その人の動脈硬化の進展の度合いを示す指標として注目しているドクターもいます。たとえば開始前200mmHgあった血圧が、開始後30分で160mmHgまで下がっているようなら、この患者さんは動脈硬化の進展が著しいと判定され、間違いなく突然の血圧低下を来すリスクの大きな人です。

対応5　さまざまな工夫

透析中の食事を控えてもらおう

工夫というほどのものではないかもしれませんが、循環血漿量の減少に弱い糖尿病患者さんの循環血漿量をさらに減らすことになる透析中の食事は控えてもらうべきでしょう。食事をするとただでさえ少ない循環血漿量が、腸管に集まってしまってさらに減るから血圧が下がります。

寝たまま透析を受けてもらおう

そして、透析の後半は寝たまま透析を受けてもらい、なるべく起き上がらないようにしてもらうほうがよいでしょう。これは起立性低血圧の原理と同じです。また、透析液温度ももちろん下げます。腰などに問題がなければ、下肢挙上も忘れず行いましょう。

非常に有効な話術作戦

最後の切り札は、透析終了前の30分間、愛情を込めて会話を続けることかもしれません。話術による昇圧作戦は非常に有効です。スタッフがついていられるような時間をなんとかつくって、血圧低下が激しい患者さんの透析終了時間と、ほかの患者さんの終了時間が重ならないように、時間にも配慮するということも考えてみてほしいところです。

血圧維持は職人芸！

それでもこういう人の透析を無事に終了させるのは、至難の技です。相当腕を磨いてやっと達成できる職人芸といってもいい、あなたの腕の見せどころですね。透析ナースとして熟練していく楽しさの一つは、こういう患者さ

んの透析を無事に終了させた瞬間にも感じられることと思います。

> **この時間のポイント** POINT
>
> ❶糖尿病患者さんに透析中の急激な血圧低下が多くみられるのは、動脈硬化の進んだ血管を収縮させられず、除水による一時的な循環血漿量の低下に合わせられないから。
> ❷血圧低下の激しい患者さんには、緩やかな除水を計画するほか、個別的に対応していくしかない。

5日目 3時間目

この時間のテーマ
血液透析中の筋痙攣

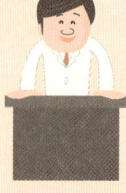

筋痙攣と不均衡症候群について勉強しましょう！

血液透析（HD）中、患者さんによってはさまざまな症状が現れます。この時間はそのような症状の一つである筋痙攣について、ゼミ受講ナースのHさんからご質問をいただきました。みなさんも透析室でよく遭遇することではないかと思いますので、筋痙攣と不均衡症候群について解説していきましょう。

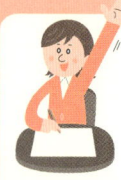

ゼミ受講ナースからの質問

HD中に起こる筋肉の痙攣をはじめて見たとき、とても驚きました。なぜあんなことが起こるのですか？ 不均衡症候群の一種だと教わったのですが、不均衡症候群自体についてもよくわからないので、くわしく教えてください。

《質問のポイント》
1. 血液透析中に筋痙攣が起こるのはよくあることなの？
2. なぜ筋痙攣は起こるの？
3. 筋痙攣は不均衡症候群の一種？ 不均衡症候群ってどのようなものなの？

Question 1　血液透析中に筋痙攣が起こるのはよくあることなの？

そう、とてもよくあることです！

HD中に足がつってしまうのは、透析患者さんにとても多い合併症です。そしてよく見ると、同じ人が毎回同じくらいの時間帯（だいたい透析終了間

際。食事しようとして起き上がった瞬間というのも多いですね）に痙攣を起こします。それまで静かだった患者さんが、突然「ああ……！」と叫んで顔をゆがめているときは、たいていこの痙攣が起きているのではないでしょうか。上腿や下腿がつるということがほとんどです。上腿と下腿のどちらがつるかも、その患者さんによって決まっていることが多いようです。

Question 2 なぜ筋痙攣は起こるの？

まだはっきりわかっていません……

原因はいろいろと言われていますが、はっきりしたことはわかっていません。体液量、電解質バランス、酸塩基平衡バランス、浸透圧が関係しているという意見があります（エビデンスはなく、あくまで意見です）。

患者さんはこの足のつりを理由に「ドライウエイト（DW）を上げてほしい」と言うことがありますが、上げて解決することも、しないこともあります。除水量やDWも関連してはいるでしょうが、電解質や浸透圧の要素のほうが大きいのかもしれません（とは言っても、急激な変化が原因であるため、体重増加を抑えるのが大切なことに変わりはありません）。

筋痙攣は一度起こすと習慣性になることが多いため、起こさないように予防することが大切ですが、起きてしまったらなるべく早く処置をしてあげましょう。

それでは、予防法と起きてしまった後の処置について順にお話しします。

筋痙攣を起こさないために

①緩徐な透析の実施

まず予防法として挙げられるのは、電解質や浸透圧、酸塩基平衡の急激な変化を起こさないような緩徐で有効な透析の実施です。透析条件を緩めに設定し、膜面積の小さなダイアライザを用いて、時間は長めに、血流量は少なめに、遅めの除水速度で透析を行います。

②**日常生活における筋力低下防止**

そしてもう一つの重要なポイントとして、日常生活の改善が挙げられます。透析患者さんは全体的に筋肉が萎縮してきます。このことが足のつりを助長する原因となっていると思われます。足が頻繁につる人のふくらはぎや太ももを触ってみるとわかりますが、驚くほど筋肉が落ちている人が多いはずです。そのため、すこしでも負担がかかるとすぐにつってしまうということがわかるのではないでしょうか。

よく歩き、運動すること！

そこで、日常生活の改善が重要になります。透析導入前は体がつらくて、患者さんはとても運動する気にはならないと思いますが、透析に慣れてくるにしたがって、できるだけよく歩き、運動するよう心がけて、筋力低下を防止することが大切です。これは何も筋痙攣の予防という側面に限らず、透析患者さんの生活においてもっとも重要なポイントでしょう。その人なりの、その人の日常生活動作（ADL）に合った運動は、どんなときでも重要です。

筋痙攣が起きてしまったら

ストレッチして温めるべし！

患者さんが筋痙攣を起こしたときには、早めに足をストレッチし、熱いタオルなどを当ててあげましょう（濡れタオルをビニール袋に入れておいたものをいくつか作っておき、必要なときに電子レンジに放り込んで温めます）。それでもだめなら10％塩化ナトリウム（NaCl）注射液を静注します。そうしてすこし体を動かし、かちかちに固まっていた筋肉が和らぎはじめると大丈夫です。これがしばらく続くことになります。自宅で筋痙攣が起きてしまったときは、家族が同じようなことをしてあげるとよいでしょう。

Question 3: 筋痙攣は不均衡症候群の一種？ 不均衡症候群ってどのようなものなの？

透析導入直後に多い合併症

不均衡症候群は浸透圧の変化に伴って起こる、透析患者さん特有の中枢神経合併症です。透析導入直後の患者さんに起こる合併症として知られていますが、長期透析患者さんでも、食べすぎで血中尿素窒素（BUN）がひどく上がってしまった人（ふだんは70mg/dL程度なのに、中3日空いて暴飲暴食し、120mg/dL程度まで上がってしまった、というような人）などに起こることがあります（食べすぎた後の透析でひどい頭痛を起こし、あたかも飲みすぎによる二日酔いになぞらえている人がいませんか？）。

原因については諸説がありますが、やはり透析によって血液浸透圧が速やかに変化するのに比べ、脳組織ではそれより遅れて尿素などの溶質除去が起こるため、脳と血液中の浸透圧に不均衡が生じ、水分が脳組織に移行して起こす脳浮腫・頭蓋内圧亢進が原因であるとする説が有力なようです。

筋痙攣も不均衡症候群の一種の可能性あり！

この脳圧の亢進や脳浮腫は、透析中～終了後にかけて頭痛や嘔吐などの症状として現れます。そのほかの症状は表のとおりです。このように、体液や浸透圧などの急激な変化に体がついていかないために発症する症状と考えると、不均衡症候群の一つの症状が筋痙攣ではないか、という説もうなずけます。

透析導入期の取り組み

予防法として、透析導入期の患者さんの場合、ダイアライザは0.8～1.0m²程度の膜面積の小さなものを用い、100mL/min程度の血流量で短時間（初回は1～2時間）・

表 不均衡症候群の症状

重症度	症　状
軽～中等症	頭　痛
	悪心・嘔吐
	イライラ感
	傾　眠
	筋痙攣
重　症	全身痙攣
	昏　睡

頻回透析がよいとされています。それに加え、ジピリダモール（ペルサンチン®）など、頭痛を誘発しやすい薬は中止するか、別の薬に変更することも忘れてはいけません。不均衡症候群だと思っていたら、なんとジピリダモールに伴う頭痛でした！というのは、ちょっと困ります。

　この時期のBUNの除去率も、30〜40％程度で十分です。体格にもよりますが、体重50kg程度の人であれば、先に挙げた条件でその程度の除去率になることでしょう。それでもつらい人は、濃グリセリン（グリセオール®）を点滴静注しながら透析を行うと、症状が緩和されることがあり、それを1週間程度続けてから徐々に通常の透析に移行していくのがよいようです。

患者さんの透析ライフがかかっている

　たかが不均衡、されど不均衡。透析導入だけで気分がめいってしまっているのに、最初の透析で不均衡症候群が起きてしまって、頭ががんがんして夜も眠れない……なんてことになったら、その人の透析ライフは最悪なものとなってしまいます。そういう意味では、最初が肝心です。患者さんが透析に前向きになれるもなれないも、最初の透析しだいということがあります。

この時間のポイント　POINT

❶ HD中に起こる筋痙攣は、体液量、電解質バランス、酸塩基平衡バランス、浸透圧が関係していると考えられる。

❷ HD中に筋痙攣を起こさないようにするためには、緩徐な透析を行い、患者さん自身が日常生活において筋力の低下を防ぐよう適度な運動を心がけることが重要である。

❸ 患者さんが筋痙攣を起こした場合には、すぐに足をストレッチし、熱いタオルなどを当てるのがよい。それでも効果がない場合は、10％NaCl注射液の静注を考慮する。

❹ 不均衡症候群は浸透圧の変化に伴って起こる、透析特有の合併症であり、筋痙攣もその一種である可能性がある。

5日目
4時間目

●●●● この時間のテーマ

鉄剤投与と
エリスロポエチン投与

透析患者さんに特徴的な貧血について勉強しましょう

血液をつくるとき、最後の仕上げにエリスロポエチンという造血ホルモンが必要になります（骨髄中の赤血球前駆細胞の分化と増殖を促すことで、造血を図っています）。しかし、このホルモンは腎臓の尿細管周囲の間質細胞でつくられるため、腎機能が廃絶してしまった透析患者さんの小さく萎縮した腎臓では、エリスロポエチンをつくることができなくなってしまいます。だから「透析患者さんの大多数は腎性貧血になる。そうした貧血改善のために、エリスロポエチンを投与する」と習いますよね。

しかし、一口に貧血といっても、じつはさまざまなタイプのものがあります。すべてがエリスロポエチン投与の適応になるわけでもありませんし、データの見かたも変わってきますね。

今回、質問をくれたゼミ受講ナースは、病棟勤務から透析室に異動してきて間もないというIさんです。ではIさん、質問をお願いします。

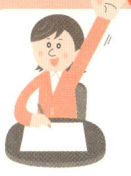

ゼミ受講ナースからの質問

病棟勤務時代、鉄欠乏性貧血は若い女性に多い貧血だと思っていました。けれど、透析患者さんでも特徴的だということを、透析室勤務になってから知りました。そして、その原因のなかで透析患者さんに特徴的なのは、透析を行うごとに血液を体外に出すことと関係があるとのこと。いったん体外に出した血液は、返血のときに血液をいくらがんばってきれいに血管内に戻しても、ダイアライザや回路に残ってしまいます。「いわば透析ごとに血液のいくぶんかを捨てることになるので、鉄を捨てるのと同じになってしまい、それが鉄欠乏性貧血を招く」と聞いたことがあります。これ

はある意味、女性が毎月の生理で血液を捨ててしまうことで鉄欠乏性貧血になりやすいのと同じだなと思って、非常に納得できました。つまり「鉄欠乏＝貧血」だと思っていたのです。

ところがある日、患者Dさんの血液検査のデータを見て、またわからなくなってしまいました。データは次のとおりです。

- Hb（ヘモグロビン／血色素量）：12.6g/dL
- Ht（ヘマトクリット／血液に占める赤血球の容積の割合）：37.0%
- MCV（mean corpuscular volume／平均赤血球容積）：78
- MCH（mean corpuscular hemoglobin／平均赤血球血色素量）：26.5
- Ferritin（フェリチン／体内にどれくらい鉄が貯蔵されているかの目安）：6ng/mL
- TSAT（transferrin saturation／トランスフェリン飽和率）：10%

これはひどい鉄欠乏状態ですが、透析患者さんでは貧血ではありません。こんなFerritinやTSATだと、普通はHb7.0g/dLくらいのひどい貧血になるのではないでしょうか？ なのにこの患者さんは、Hb12.6g/dLです。教科書には「Ferritin＜100ng/mL、TSAT＜20％以下であれば鉄欠乏と診断してよい」とあります。Ferritinは100ng/mL以下どころか、たった6ng/mLしかありません。「こんなときは鉄を補充せよ」とも書いてあります。それは鉄欠乏貧血だからだと思っていたのです。しかもMCVは78しかなくて、ひどい小球性です（MCVは、100以上で大球性、80以下で小球性とされます）。「これは鉄欠乏性貧血の特徴である」とどんな教科書にも書いてあります。それなのにこの患者さんは、Hb12.6g/dL、Ht37.0%で、透析患者さん的には貧血とはいえないのです（透析患者さんのHb標準値は10〜11g/dL、Ht標準値は30〜33%です）。鉄欠乏ではありますが、貧血ではありません。注射実施録を見たところ、当然といえば当然ですが、この患者さんはエリスロポエチン製剤をこの1年間、使ったことがありません。

鉄剤投与とエリスロポエチン投与 （5日目）

患者Dさんは、45歳男性。BUN90〜100mg/dLと、とてもよく食べます。しかしセベラマー塩酸塩もしっかり服用しているせいか、血清リン（P）は5.5mg/dLと低く、intact-PTHも100pg/mLとコントロールされています。副甲状腺ホルモン（PTH）が高いと貧血になりやすいとは聞いたことがありますから、この患者さんはそういう意味でも貧血にはなっていないのだなと思いました。アルブミン（Alb）4.0g/dLで、栄養状態も良好です。つまり、栄養状態がしっかりしている人は造血能力が高いという点で、貧血にあえぐ人ではなさそうだということもよくわかりました。

では、あの鉄欠乏はいったいどういうことなのでしょうか？

《質問のポイント》
1. 「鉄欠乏＝貧血」ではないの？
2. 鉄欠乏で小球性の患者さん。このままで貧血にはならないの？

Question 1 「鉄欠乏＝貧血」ではないの？

鉄欠乏＝すぐ売り切れる人気の"たこ焼き屋さん"

たとえるなら、ナースのIさんが疑問に思った患者Dさんの状態は、"よく売れるたこ焼き屋さん"のようなものなのです。焼いても、焼いてもあっという間に売れてしまうので、たこ焼き器の上には在庫ゼロ。つまり、「Ferritinがとても低い」ということです。あまりによく売れるので、焼く時間を短縮しなければならなくなり、たこ焼きの直径を小さくせざるをえなくなった……（大きいと焼けるまでに時間がかかるでしょ？）。これが「小球性」ですね。しかし、たこ焼き屋のおじさん、がんばって夜も寝ないでたこ焼きを焼いているので、世間にとってけっしてこの店のたこ焼きが足りないということではありません。つまり「貧血ではない」ということです。

患者さんの造血能力に注目

さて、鉄はHbの材料です。患者Dさんの場合、元気で造血能力が高い

ので、補充しても補充しても鉄は体に溜まる暇もなく血液になってしまいます。ですから、Hbは高くて血が濃いのに、いつも鉄不足という状況になっているようですね。

　また、あまりに高い造血能力のせいで材料が間に合わなくて、赤血球は十分大きくなる前にどっと骨髄から出て行ってしまい、かなり小さな血球となっています。確かに鉄欠乏ですが、貧血とは違っています。こういう患者さんにエリスロポエチンを投与してしまうと、さらにがんがん赤血球をつくってしまって、血球をさらに小さくしてしまいそうです。ですからこの1年間は、エリスロポエチンを投与されたことがないのです。そういうふうにフル回転で血球をつくっているので、食欲が落ちたりして鉄の供給が低下すると、予備の在庫がないために、貧血になってしまうのも早そうですね。たこ焼き屋のおじさんが働きすぎて体を壊してしまったら、たちまち世間からこの店のたこ焼きが姿を消してしまうでしょう！

Question 2　鉄欠乏で小球性の患者さん、このままで貧血にはならないの？

かならず貧血になります！

　さて問題は、この患者さんはこのままでよいのか？　やはり貧血になってしまうのではないか？　ということですよね。そうです。Hbは高いけれども、赤血球は子どものまま小さくて酸素運搬能力も低く、いい状態の血液ではない、ということがわかります。このままもうすこし時間が経過すると、材料不足のためにバランスが崩れて、かならず貧血になるはずです。そのときに、絶対エリスロポエチンを投与しないことです。そして鉄を週に1回程度静脈注射で投与しながら、赤血球がまるまると太ってくるのを待つのがよいと思います。時間はかかりますが、それがいちばんよいでしょう。ただHbが多い少ないだけでなく、赤血球の大きさ、中身の詰まり具合、数、量などもすこしずつよいものにしていきましょう。

おわりに

「鉄欠乏性貧血」や「腎性貧血」など、ただ単にこうした分類をするだけでは、今回の患者さんのような例を理解することはできませんね。赤血球がつくられる過程と、そのときに鉄やエリスロポエチンが果たす役割などを深く理解することで、データの意味や、なぜこの例ではエリスロポエチンの投与が禁忌となるのかなどもわかります。

今回の質問をくれたIさんに対する答えは次のようにまとめられそうです。「鉄欠乏」は"状態"であり、「貧血」は"結果"です。だから、「鉄欠乏＝貧血」ではなく、「鉄欠乏→貧血」と理解するのがよさそうです。

この時間のポイント　POINT

❶「鉄欠乏」は"状態"で、「貧血」は"結果"。「鉄欠乏＝貧血」でなく、「鉄欠乏→貧血」と考えよう。

❷小球性の患者さんでは、赤血球をじっくり育てることが大切。エリスロポエチンを投与せず、鉄剤の静脈注射で対応するのはそのため。

〈引用・参考文献〉
1) 西慎一ほか. 末梢血検査：鉄マーカーも含む. 臨牀透析. 21 (7), 2005, 785-90.

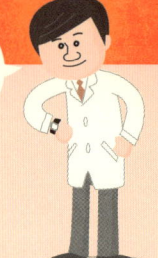

5日目 小テスト　合併症

1 時間目　便秘解消

理解度▶ 50% 80% 100%

Q1. 透析患者さんが便秘になりやすい原因を説明してください。

Q2. 便秘解消のための方法を説明してください。

2時間目　血圧変動の激しい糖尿病患者の透析

理解度 ▶ 50% 80% 100%

Q1. 糖尿病患者さんの特徴を説明してください。

Q2. 糖尿病患者さんのおもな合併症を説明してください。

Q3. 糖尿病透析患者さんの血圧変動が激しい理由を説明してください。

5日目 小テスト

3時間目　血液透析中の筋痙攣

理解度▶ 50% 80% 100%

Q1. 筋痙攣を防止する方法を説明してください。

Q2. 筋痙攣発生時の処置を説明してください。

Q3. 不均衡症候群について説明してください。

4時間目 鉄剤投与とエリスロポエチン投与

理解度 ▶ 50% 80% 100%

Q1. 透析患者さんの貧血の特徴を説明してください。

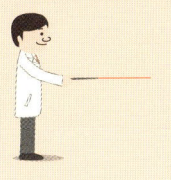

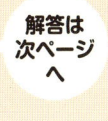

解答は次ページへ

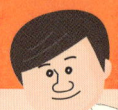

5日目 小テスト 解答

はい終了！

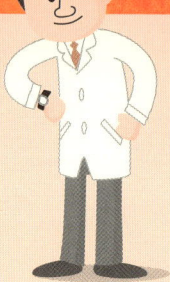

1 時間目　便秘解消

A1. 以下のような原因が複合し、透析患者さんの便秘は高度に悪化します。
① 腸の筋肉の委縮により蠕動運動が低下する
② 水分制限のため、便が硬くなる
③ 粘液の分泌の低下による腸管通過性の悪化
④ 陽イオン交換樹脂やセベラマー塩酸塩など、便秘を悪化させる薬剤の服用

A2. ① 食生活を含む日常生活全般を見渡し、便秘を悪化させる原因が潜んでいないかを探る（夜ふかし、繊維質をとらない、偏食、運動不足……など）
② 運動を増やし、腸の蠕動を招くような習慣をつける
③ 下剤を見直す。塩類下剤（塩化マグネシウムなど、ただし血清マグネシウム値の上昇を招くので多用は厳禁）や糖類下剤（D-ソルビトール）などで便の性状を整えて、蠕動に乗っていきやすくしたうえで、大腸刺激性の下剤を組み合わせるなど、下剤のメカニズムを十分理解したうえで患者さんに勧める
④ 便秘で困っていない患者さんからヒントをもらう

2 時間目　血圧変動の激しい糖尿病患者の透析

A1. 糖尿病患者さんには、以下のような特徴があります。
① 高齢者が多い
② 合併症を発症している人が多い

A2. ①腎症
②網膜症
③神経障害

上記の3つを糖尿病患者さんの三大合併症と呼びます。糖尿病患者さんのQOLを低下させ、さらに生命予後を脅かす恐るべき合併症です。そしてこの3つの合併症のいちばんの共通点は、すべて動脈硬化・血管合併症が関係しているということです。

A3. 糖尿病のコントロールが不良である人が腎症を発症し、透析までいってしまうことはみなさんよくご存じでしょう。コントロールが不良であるということは、高血糖と著しい高血圧に長期間さらされるわけですので、非糖尿病患者さんより動脈硬化が進展しています。動脈硬化が進んでいるということは、循環血漿量の増減に応じた動脈の拡張・収縮作用が悪くなり、血圧の保持機能が低下します。このため、3〜5時間という比較的短時間に大量の除水を行わなければならない透析治療においては、血圧の保持が困難になります。

3 時間目　血液透析中の筋痙攣

A1. ①緩徐な透析の実施：電解質や浸透圧、酸塩基平衡の急激な変動を避ける
②日常生活における筋力低下の防止：運動も重要

A2. ①早めに痙攣した足をストレッチする
②熱いタオルなどを当てて温める
③10％塩化ナトリウム注射液を静注する

A3. 透析実施時の急激な浸透圧変化によって発生する、透析特有の中枢神経合併症です。透析導入時期に発生しやすいですが、安定期でも透析方法が変わったり、透析効率が著しく改善したりしたときにも起こります。透析による血液浸透圧の速やかな改善に比べ、脳組織では尿素などの溶質除去が遅れることで、脳と血液中の浸透圧に不均衡が生じ、水分が脳組織に移行して起こす脳浮腫・頭蓋内圧亢進が原因とされます。

対処法としては、緩徐で短時間の透析による導入、ジピリダモールなどの頭痛発生を惹起する薬剤の中止、グリセオール®を用いた透析で、浸透圧の急激な変動を回避することなどが挙げられます。

4 時間目 鉄剤投与とエリスロポエチン投与

A1. 鉄欠乏性貧血と腎性貧血が主です。鉄欠乏しているときは、Ferritinが低下し、トランスフェリン飽和度（TSAT）も低下し、何より赤血球が小球性になります。透析患者さんは、透析により回路に残血したり、血液ポンプによる赤血球を破壊されたりすることが持続的に起こるので、つねに鉄欠乏状態になります。

腎性貧血は、腎の組織が荒廃してしまうので、エリスロポエチンを産生できなくなるために起こります。赤血球は正球性で、赤血球寿命が短くなることも手伝って、著しい貧血になっていきます。

通常、透析患者さんの貧血はこれらの2つが組み合わさって起こります。これ以外にも、栄養不良による消耗性貧血も起こりやすくなります。

6日目

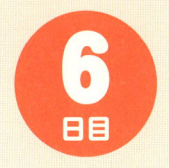

服薬・栄養指導

- **1時間目** セベラマー塩酸塩の服用
- **2時間目** サプリメントの効果と安全性
- **3時間目** サテライト施設での栄養指導

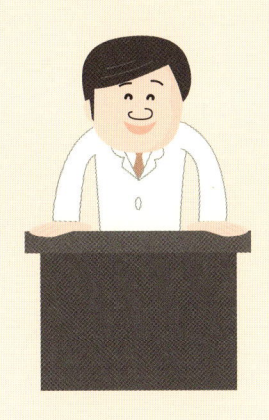

6日目 1時間目

この時間のテーマ

セベラマー塩酸塩の服用

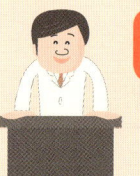

リンのコントロールに欠かせないセベラマー塩酸塩について勉強しましょう

今回質問をくれたゼミ受講ナースのJさんは、「リン（P）のコントロールの重要性や、起きうる合併症」などについて患者さんと話していたときに、セベラマー塩酸塩服用についての悩みを打ち明けられたそうです。みなさんも「薬が飲みづらい」と患者さんから訴えられたことがありませんか？ 薬の重要性をナースのみなさんがきちんと理解して、それを患者さんに伝えながら、より負担の少ない服用方法を考えていきたいですよね。ではJさん、くわしくお願いします。

ゼミ受講ナースからの質問

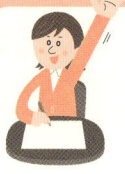

私は透析患者さんのEさんとPについてこんな話をしました。

私「適正なP値を保つには、十分な透析、P摂取制限、そして、P吸着薬の服用が基本です。P摂取を1日1,000mgまでに制限することができれば、P吸着薬を1日1.5～3.0g（6～12錠くらい）服用すればバランスが取れるんですよ」

患者Eさん「うん、とてもよくわかるし、そのとおりだと思う。がんばらなきゃいけないんだけど……。でも、セベラマー塩酸塩はたいへんなんだよねえ……」

私「便秘ですか？」

患者Eさん「うん、まあそれもあるね。ただ便秘については、『飲みはじめて1～2ヵ月がいちばんひどくて、だんだん慣れてくるからそれほど心配しなくていい』って先生も言っていて、確かにそうだったから気にならなくなったんだ。いまは実際そんなにひどい便秘ってわけじゃな

セベラマー塩酸塩の服用

6日目 1

いしね。それよりも、なんか痩せてきたような気がするんだよ」
私「薬の量が多すぎて、お腹がいっぱいになって食べられないんですね？」
患者Eさん「量が多いというよりは、"膨れる"というのかなあ。量自体はそれほど気にならないんだけどね。あれを1回に8錠飲むでしょう、すると10分もしないうちにお腹がパンパンになってしまって、ごはんを食べたくなくなるんだよね……。なんか炭酸カルシウム（Ca）のほうがよかったなあ。どうしてあれではだめなんだったっけ？」
私「薬自体がだめなわけではなくて、たくさん飲むのがだめなんですよ」
患者Eさん「そうそう、先生がそう言ってた。なんとかっていうアメリカの基準が発表されて、『あまりCaをとりすぎたらだめだ』って言っていたよね。どういう理由でだめだったのかは忘れちゃった。どうしてだっけ？」
私「調べてきます！」

　この会話の後、私はEさんの検査結果を過去1年分、もう一度眺めてみることにしました（ちなみにこれは、何か問題が起こるとドクターがかならずやることなので、最近ではナースたちもドクターに質問する前に自分でその人の1年を調べるようになりました）。確かにP値は下がっています。飲む前の平均P値は6.5mg/dLだったのに、飲んでからは5.2mg/dL。けれど、ドライウエイトは徐々に落ちてきていて、1年前に比べて3kgも痩せてしまっていました。血中尿素窒素（BUN）がいつも90mg/dLくらいあったのに、いまは65mg/dLしかありません。

　そしてCaはというと、これもしっかり下がっていました。前は9.8mg/dLだったのに、いまは9.0mg/dLです。「セベラマーはCaを含まないP吸着薬です」とメーカーの説明会でも聞きました。「Pを下げたいけど、Caが多いといけないから、Caが含まれていないP吸着薬が開発された」ということでしたよね。でも、そもそも「どうしてCaが多いといけないのか」という部分がわからないままでした。

《質問のポイント》
1. 「炭酸Caのほうがよい」と患者さんに言われたらどう説明すればいい？
2. セベラマー塩酸塩の問題点は何？　上手な服用方法はあるの？

6日目 1時間目

Question 1 「炭酸カルシウムのほうがよい」と患者さんに言われたらどう説明すればいい？

　2003年10月に米国腎臓財団からKidney Disease Outcomes Quality Initiative（K/DOQI）の一部として発表されたClinical Practice Guidelines for Bone Metabolism and Disease in Chronic Kidney Diseaseにおいては、①P代謝異常の改善、②Ca負荷の是正、が強調されています（図）[1]。もちろんアメリカに比べて腎移植症例数が少なく、長期慢性維持透析患者の比率が圧倒的に多い日本の透析医療に、この基準をすべて当てはめるのは無理があるのですが、このP代謝の改善とカルシウム負荷の是正については、そのままきちんと達成すべき目標となっています。

カルシウムは「体にいい」と思われている栄養素の代表

　「P代謝が異常であると生命予後を大きく損なう」ということはみなさんよく理解してくれるのですが、「過剰なCa負荷がいけない」という話はなかなか理解してもらえません。透析に限らずそれまでの日本では、Ca摂取の大切さがさまざまな場面で強調されてきたことと関係があるのでしょう。つまり、「コレステロール」と聞くと、みんな反射的に「体に悪い」「下げな

図　K/DOQIでのカルシウム・リン代謝異常の管理目標

① 血清リン値：3.5～5.5mg/dL
② 補正血清カルシウム値：8.4～9.5mg/dL
③ 血清カルシウム・リン積：55mg^2/dL^2未満
④ 血清 intact-PTH値：150～300pg/mL
⑤ リン摂取制限：血清リン値＞5.5mg/dLの場合には1,000mg/dayに
⑥ カルシウム摂取制限：カルシウム総摂取量（リン吸着薬のカルシウム含量）は2,000（1,500）mg/day以内に（注：炭酸カルシウムだと、2.5g/day以内）

※ただし、アメリカやヨーロッパは水曜日や木曜日など週の真ん中での採血なので、①～③については月曜日・火曜日という週はじめ（＝中2日空く）採血の日本よりかなり低い数字が出ることに注意してください。

きゃいけない」と思っているように、「Ca」と聞くと、「体にいいからたくさんとらなきゃ」と思ってしまう。いわば「体にいい」栄養素の代表みたいなものだったのです（出ました！「体にいい」。このおおざっぱで無責任な、しかし耳に心地よい言葉にどれほど多くの人がだまされてきたことでしょう！）。それを突然、「透析患者さんにおいては過剰なCa負荷は避けなければならない」と言われても、いままで広く信じられてきた事実と正反対の教えを即座に受容できるほど、人間は柔軟ではありません。だからなかなかすっきりと患者さんの頭のなかに入っていかないのですよね。

透析患者さんには合併症を招きやすくなる

では、なぜ透析患者さんにとって過剰なCa負荷がいけないと言い切れるのでしょうか？ それは二次性副甲状腺機能亢進症の治療に活性型ビタミンDが使われるようになったこと、また炭酸CaというCa含有のP吸着薬を多く使わざるをえなかった（アルミニウムの使用が禁止されてからです）結果、無形成骨、異所性石灰化を招きやすくすることや、動脈硬化の進展リスクが高くなることが証明されたからです。そしてそれが権威あるK/DOQIに書かれているのですから、なんとか患者さんを説得して、炭酸Caから、飲みづらく便秘を招くセベラマー塩酸塩に切り替えなければならないということになった、というわけです。

Question 2 セベラマー塩酸塩の問題点は何？ 上手な服薬方法はあるの？

セベラマー塩酸塩服薬による便秘は、「服用当初から1～2ヵ月がもっともひどく、その後はだんだん慣れてきて軽減していく」と言われています。でも、やはり軽減せずに苦しむ人も多いですよね。とくに消化管の神経障害が起きてそもそも腸管の動きの悪い糖尿病患者さんは、セベラマー塩酸塩が苦手なようです。それでなくともほかの患者さんに比べて便秘がひどい人が多いですからね。

問題は便秘じゃなくて腹部膨満感

でも、Jさんが紹介してくれた会話のなかで、患者Eさんがとても鋭いことを言っています。セベラマー塩酸塩で本当に困った問題は、じつは便秘ではなく、飲んでしばらくすると起こる腹部膨満感のため極端に食欲が落ちる人がいることです。Pが下がって、カリウムも下がって、「いやあ、よかったね」と思ってよくみたら、BUNも大幅にダウン。そこで「これは、食欲が落ちてどんどん痩せているだけじゃないの？」と気づきますね。そうなのです。検査データがよくなったように見えても、その原因が食欲の低下では何の意味もありません。

じつは、セベラマー塩酸塩というのはポリマーがお腹の中で膨れて食欲を減退させる、いわば"痩せ薬"として開発が始まったのです。こういう歴史を考えると、本来の効果といえなくもないのですが……。

食前・食後に分けて服用も効果的

そこで、私がこういう患者さんに提案しているのは、セベラマー塩酸塩を半分食前に飲み、残りの半分を食後に飲んで、セベラマーで食事をサンドイッチする方法です。これだと食前の薬の量が少なくて膨満感も軽減します。人によってはセベラマー塩酸塩と食事がよく混ざり合って、同じ量の薬でもPの吸着力が増します。つまり血清P値が下がり、結果的にセベラマー塩酸塩の服用量を減らすことに成功する場合があるのです。

炭酸ランタン水和物（ホスレノール®）について

新しく登場！

ここまでセベラマー塩酸塩についてお話ししてきましたが、ここのところ新しく出たのが炭酸ランタン水和物です。これは飲むのではなくチュアブル錠といって食べるようにかみ砕いて服用します。食物中のP酸と炭酸ランタン水和物が結合し、難容性のP酸ランタンを生成し、糞便中に排泄されます。P酸を吸収し、容易に分離しない化合物に姿を変え、そのまま糞便の彼方へ消え去っていくわけです。

セベラマー塩酸塩の服用

Caを含まないP吸着薬、セベラマー塩酸塩

　数十年前、それはそれは優秀なP吸着薬だったアルミゲル®（アルミニウム製剤）が、アメリカで発生したアルミニウム脳症のために使用禁止となってしまいました。そこでアルミゲル®に代わるP吸着薬がないかと探した結果、P吸着力は弱いものの炭酸Caが安全性の面からいってもまあ合格だろう、という結論が出て長く使用されてきました。そして今度はCaが高すぎるのはだめだということで、Caを含まないP吸着薬が望まれ、セベラマー塩酸塩が出てきたわけです。

　しかしこの薬は、服用する量が多い、便秘傾向が強いなど、患者さんに評判がいま一つでした。そして医師側からも、塩素（Cl）を含む強い酸性化合物であることから、アシドーシスを著しく助長するという報告が出る（じつは私が出した論文です）など、一長一短がある薬だったのは確かです。

セベラマー塩酸塩への不満を解消する炭酸ランタン水和物

　炭酸ランタン水和物はセベラマー塩酸塩の不人気な点をすべて改善することができる薬でした。それは以下のような特徴があります。

① 炭酸Caと違い、Caを含まないので血中Ca値を上げない
② セベラマー塩酸塩は塩酸塩なので体を酸性に傾けるが、炭酸ランタン水和物は炭酸塩なので、むしろアルカリ性に傾けてくれる
③ セベラマー塩酸塩より服用量が少ない（セベラマー塩酸塩は最高36錠／日まで、炭酸ランタン水和物は9錠／日まで）ので、腹部膨満感が相当程度軽減される
④ それでいて、セベラマー塩酸塩と同等程度のP吸着作用がある（P値はよく下がります）
⑤ 便秘の副作用があまりない

しかし気になる点も……

　これだけでも、セベラマー塩酸塩の服用量、便秘傾向に困っている患者さんには朗報といえるでしょう。では、欠点はというと……
① 悪心、嘔吐などの消化器症状がある

②アルミニウムと同じ重金属であり、骨の先端に沈着してアルミニウム骨症と同様の骨軟化症をひき起こすという報告がある

　私がこの炭酸ランタン水和物はすばらしい薬だと思う反面、どうしても引っかかるのは、まさにこの点なのです。ここまでお話ししてきたように、アルミゲル®が使用禁止になったのは使用開始から20年あまりも経ってから、アルミニウム脳症をひき起こす重金属だということがわかったからでした。アルミゲル®は、それ以外では体を酸性にしない（むしろアルカリにします）し、服用量は少なく、P吸着力はすさまじく強い、血中カルシウム値を上げず、便秘の副作用もない……と、挙げていくと「あれ？　炭酸ランタン水和物とどこが違うの？」と、みなさん思いませんか？

　重金属だからだめだといって葬り去ったアルミゲル®から炭酸Ca、セベラマー塩酸塩を経て、まわり回ってようやく出てきた炭酸ランタン水和物は、アルミゲル®とほとんど同じようにランタンという重金属を使用する化合物だったわけです。アルミゲル®が「だめ！」といわれるまで20年以上も「大丈夫！」とされていたのであれば、炭酸ランタン水和物も20年程度は経たないと「だめ！」ではないのかと私は思っていました。

　そういう理由で炭酸ランタン水和物をまったく使っていなかったのですが、患者さんからの要望もあり、2010年から使うことにしました。セベラマー塩酸塩が多すぎてどうしても飲めない人、便秘が強すぎる人などが対象ですが、使ってみようと思った最大の理由は、2010年でアメリカで発売10年が経過し、アルミゲル®のような副作用が報告されていないからです。

　以上を総合して、炭酸Ca、セベラマー塩酸塩、炭酸ランタン水和物をうまく適切に使用してほしいと思っています。

この時間のポイント POINT

❶ Ca の過剰摂取（炭酸 Ca で、1 日の最大摂取量は 2.5g 以下）は、無形成骨の増加、異所性石灰化の増加、動脈硬化の悪化などから、透析患者さんには禁忌。

❷ セベラマー塩酸塩では、便秘は飲みはじめて 1〜2 ヵ月で軽減していくことが多いが、糖尿病患者さんは改善しない場合も多い。しかし、本当は重要なのにあまり注目されていない副作用は、腹部膨満感による食欲低下により痩せていってしまうことである。

❸ セベラマー塩酸塩の服用は、食前と食後に分けるか、だめなら食直後に変えてみるなど、飲みかたをうまく工夫すれば服用量を減らすこともできる。

〈引用・参考文献〉
1) National Kidney Foundation. K/DOQI Clinical Practice Guidelines for Bone Metabolism and Disease in Chronic Kidney Disease. Am. J. Kidney. Dis. 42（Suppl 3）, 2003, s1-s202.
2) 緒方浩顕ほか．透析期腎不全診療のエビデンス：カルシウム・リン管理．EBM ジャーナル．5（2），2004，209-12．

6日目 2時間目

この時間のテーマ

サプリメントの効果と安全性

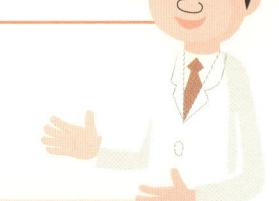

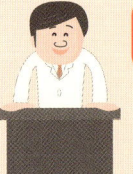

この時間は、鉄剤vsサプリメントというテーマでお話ししてみます

さて、今回取り上げたのはゼミ受講ナースKさんからの質問です。「鉄剤とサプリメントの関係」と言ってもよい内容になっています。いまや世のなかはサプリメントに溢れています。患者さんからサプリメントについて質問されることも多いのではないでしょうか？　そしてKさんのように、医療従事者のなかにも「サプリメントの力を借りて、患者さんの状態をよくしてあげられないものか」と考える人がいるようです。このような状況ですので、サプリメントをどのように位置づけるべきか、もう一度確認してみる必要がありそうです。

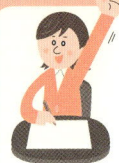

ゼミ受講ナースからの質問

透析患者さんは鉄欠乏性貧血になりやすい状態にありますが、内服薬や注射で鉄剤を補う場合、副作用や禁忌を考えなくてはなりません。現在サプリメント商品も豊富にありますが、それを利用することは、薬剤と比べ、リスクはどうですか？　また、サプリメントを使用して効果がみられた例がありますか？

《質問のポイント》
1. 鉄剤とサプリメントではどのくらい効果に差があるの？
2. 薬剤とサプリメントでは安全性に差があるの？
   サプリメントにも副作用はあるの？

ある薬剤の物語

　まず、Kさんが「鉄剤の副作用や禁忌」ということを考えたのは、おそらく2006年に問題になった、ブルタール®の副作用発生による製造中止問題が頭にあったためではないかと思います。ご存じない方のためにお話ししますと、ブルタール®は1967年発売のとても古い薬（つまり安全性が高い、安全情報が豊富にある薬、といってもいいかもしれませんね）です。それが発売後、約40年を経て突然、副作用（おもにアレルギー症状）が多数発生するようになりました。なぜでしょうか？　それははっきりと証明されてはいませんが、BSE（牛海綿状脳症）問題とすこし関係しています。

　ブルタール®は鉄の静注製剤です。コンドロイチン硫酸を添加物として加えて、鉄をコロイド状にして安定させていました。このコンドロイチン硫酸はウシ由来でした。当初はメキシコ産ウシ由来原料を使用しているので、BSE問題はクリアされていると思われていたのですが、調査の結果、なんとアメリカ産のウシが混じっていることがわかったため、市場からすべて回収されたのです。もちろんブルタール®によってBSEが発生した、ということはなかったのですが、万一を考えてメーカーが自主回収しました。そして、BSE問題が解決し安全性が確立するまで、コンドロイチン硫酸をウシ由来からサメ由来のものに変えて製造することになったのです。2005年11月のことです。

　ところが、万一のときのための安全性を考え、よかれと思ってやったこの措置がどうやら裏目に出たらしく、その後ブルタール®を投与した患者さんに、全身掻痒感、発疹、皮膚の発赤などが頻発してしまいました（私が診ていた患者さんにも一人、発生しました。ブルタール®を注射すると全身が真っ赤になり、かゆみがひどくて夜も眠れなくなりました）。相当くわしい調査が行われましたが、結局因果関係はあきらかになりませんでした。ただ、40年間何も問題がなかったのに、コンドロイチン硫酸をサメ由来のものに変えた瞬間に多発したのであれば、おそらくこれが原因だろうと考えられます。ウシもだめ、サメもだめ、となって、哀れブルタール®は製造中止にな

りました。

Question 1 鉄剤とサプリメントではどのくらい効果に差があるの？

内服鉄剤と静注鉄剤

　透析患者さんの貧血には、鉄欠乏の要素と、腎性の要素があることはご存じですね？ 腎性についてはエリスロポエチン製剤の静注を行うことになっていますが、鉄欠乏については鉄剤の投与が推奨されています。それも、「遺伝子組み換えヒトエリスロポエチン（rHuEPO）による急激な造血時の鉄需要の増加に応じるには、血管内投与が必要である」[1]とされているので、特別な理由がない限り静注が主流です。現在、静注製剤はほかにも2種類発売されています。ここで、静注製剤のほうがより有効といって比較した相手は、サプリメントではなく、内服の鉄剤です。医薬品である内服の鉄剤ですら静注製剤に効果の面でかなわないのですが、ではサプリメントで効果の点は大丈夫なのでしょうか？

内服鉄剤とサプリメント

ジャンボジェット機 vs セスナ機

　調べてみました。まず、代表的な内服鉄剤の1錠当たりの鉄含有量です（表1）。1錠にこれだけの鉄分が含まれています。多くは1日100mg程度内服します。それでも効果は静注製剤にかないません。

表1　代表的な内服鉄剤の1錠当たりの鉄含有量

① フェロ・グラデュメット®（硫酸鉄）……………105mg
② スローフィー®（硫酸鉄）……………………………50mg
③ テツクール®S（硫酸鉄）……………………………100mg
④ フェルム®（フマル酸第一鉄）………………………100mg
⑤ フェロミア®（クエン酸第一鉄ナトリウム）………50mg

> **表2 代表的なサプリメント1日の目安量当たりの鉄含有量**
>
> ①ヘム鉄（サンセリテ札幌）……………………………2.7mg
> ②ヘム鉄（ディーエイチシー）…………………………6.0mg
> ③からだにしっかり届く鉄（ファンケル）……………6.0mg
> ④からだにしっかり届くマルチミネラル（ファンケル）……4.0mg
> ⑤鉄「アイアン」（大塚製薬）…………………………6.0mg

　次に、サプリメントを調べてみました（表2）。サプリメントで薬剤に負けないだけ鉄分を補給しようとすると、内服鉄剤1錠に対して、17〜35錠必要ということになります。つまり、薬剤とサプリメントにはこれほどの差があるのです。ジャンボジェット機とセスナ機、シャチとイルカくらいの差がある、ということは認識しておく必要があります。これをみると、鉄分をサプリメントでとろうというのはどうでしょうか？　比較の対象にならないかもしれませんね。

　ただ鉄含有量が多ければ、それだけ副作用が出やすいこともわかっています。1回当たりの静注製剤投与量が300mgまでではみられなかった悪心・低血圧・背部痛などが、400mgでは6％、500mgでは36％に起きています[2]。また、一般的に鉄は細菌の感染力や宿主の防御メカニズムに悪影響を及ぼし酸化ストレスの原因にもなるので、鉄剤投与の際はそれらの点に十分注意しなければなりません。

そのサプリメントは本当に必要か？

　では、「静注鉄剤の代用ではなく、食生活の不足分を補うという形でサプリメントを利用するということはあるのか」という点についても考えてみました。しかし、鉄欠乏性貧血というのは保険適応もある病気ですので、わざわざ効果の薄いほうをお金を出して買わなくとも、内服鉄剤を短期間服用すればよいと思います。もし内服鉄剤で胃腸障害が発生するような場合には、静注鉄剤を週1回程度、トランスフェリン飽和率（TSAT）やフェリチン（Ferritin）に注意しながら適切な期間、投与すればよさそうです。ほかの栄

養素についても、まずそれが本当に必要かどうか、担当の医師に聞いてから始めてほしいものです。

Question 2 薬剤とサプリメントでは安全性に差があるの？ サプリメントにも副作用はあるの？

「副作用」という言葉の落とし穴

薬が危険でサプリメントが安全？

さて、ここで私は、Kさんがどうしてこういう質問をしようと思ったのかを考えてみました。Kさんが問題にしているのはおもに安全面についてなのですが、こういう質問になったのは、「ブルタール®のように副作用が出ることもあるので薬は危険で、鉄補給ならサプリメントがあるのだから、そのほうがよいのではないか？」とKさんが思ったからだと想像しました。そこには、「薬＝危険、サプリメント＝安全」という漠然とした思いが隠れているようにも思えたのですが、いかがでしょうか？

言葉の定義として「副作用」が存在しないだけ

結論から言いますと、それは誤解です。今回例に挙げたブルタール®のように、薬剤でも薬品そのものよりも添加物とか安定化剤が原因となって起こる副作用がありますが、それはサプリメントもまったく変わりません。ところが、巷ではなぜかサプリメントには副作用がない、と思われているらしいのです。何が原因となっているのでしょうか？

調べてみたところ、「副作用」という言葉の定義は次のとおりです。「薬やワクチンを使ったときに起こる目的に合わない悪い作用」（三省堂国語辞典より）。そう、「副作用」とは、「主作用」というものがある薬に対して使う言葉であり、食品としてしか認識されていないサプリメントは、薬でないから言葉の定義として「副作用」が存在しないだけなのです。私たちが「サプリメントには副作用はあるの？」と聞くとき、言葉の定義としての副作用があるかどうかという、いわば言葉遊びをしたいのではなく、「サプリメントには悪い作用が出ることがあるのですか？」と聞いているはずですよね？

それなのに、サプリメントを売る会社のなかには、そこのすれ違いを利用して、「サプリメントには副作用がありませんから安心です（でも体に悪い作用がないとは言っていませんよ……）」と、本当に聞きたい（　）内の部分をあえて省略して、都合のいい説明をすることがあります（それでも解釈の仕方によってはかならずしも「嘘をついた」と言い切れないところが、この答えのうまいというか、ずるいところですね！）。

サプリメントとはそもそも何か

では、「サプリメントには悪い作用が出ることがあるのですか？」と、聞き直します。答えは、「あります」となります。サプリメントで有害作用が数多く報告されているものとしては、クロレラが有名です。すこし古い資料ですが、1995年から2000年までのあいだに、国内で11編も医学論文として副作用報告がなされています。ほかにも食品添加物として認可されたプロポリスも、医学論文としての副作用報告が国内17編、海外49編で報告されています[3]。

厳格に管理される薬剤

薬剤そのものの副作用が数多く報告されているのはご存じのとおりです。食品とは違い、強力な作用があるからこそ薬剤であるわけなので、その副作用も強いものが出るのは想像に難くないでしょう。当然、食品より薬のほうが有害作用は多いはずです。ただ、だからこそより厳格な管理下にあるともいえます。ブルタール®は、未発生の副作用への対策として施した処置が原因となって、別の副作用を出してしまったという、皮肉な結果になりました。しかし考えてみると、この場合は疑いの段階でもきちんとした対応を取っており、結果が裏目に出ただけで、厚生労働省により相当厳格な管理が施されていることがわかります。

管理体制が甘いサプリメント

これに対して、サプリメントの有害作用（言葉の定義がずれているのであえてこう呼びますが）は国民生活センターへ報告されます。この国民生活セ

ンターとは何かというと、一般消費者からの直接・間接（地方自治体の消費生活センターを通じて）の消費生活に関する相談の受付、危害情報の収集・蓄積、これに基づいた情報提供、市販商品テストや結果に基づいたメーカーへの改善などの要請などを行っている機関なのです。つまり驚いたことに、ひどい被害を出した業者に対しても改善を要請するのみで、強制力をもった措置が何もできません。極端な話、有害作用が出て被害者がたくさん出たとき、業者は会社を倒産させて逃げてしまえばそれでおしまいなのです。これを追い詰め、責任を取らせるには裁判しかありません[注]。サプリメントの管理体制は、薬剤の管理と比較して、なんともいいかげんでどうしようもないものであるとわかっていただけたでしょうか？ 以上の点からも、サプリメントと薬剤は、並べて考えるようなものではない、ということになります。

　安全面についてまとめると、サプリメントは食品ですので、医薬品に比べて有害作用が出にくいのはあきらかです。その代わり管理が甘く、一度有害作用が出たときには、誰も責任を取らず対応もしない怖さがある、ということは覚えておかなければなりません（私も今回調べてみるまで、これほど適当でいいかげんなものとは露ほども知りませんでした）。

注）2009年4月からは「重要消費者紛争」を対象に国民生活センターADR（裁判外紛争解決手続）の制度が始まったが、やはり強制力がないため、事業者が手続きに応じないケースも多い。このため、将来的に紛争当事者の業者を呼び出す権限が国民生活センターに付与される予定となっている。

「サプリメントだから」と侮らず、かならず医師に相談を

　最後に、この「サプリメントは安心」という思い込みと、医師への相談なく購入できてしまうことからひき起こされた、ちょっとこわい事例を紹介しておきます。以前、高カルシウム（Ca）を懸念して、炭酸Caを中止してセベラマー塩酸塩に変更し、そのうえでマキサカルシトールを投与した患者さんがいました。その患者さんが、テレビの番組で「日本人はCaが不足している」と言っているのを見て不安になり、自己判断でサプリメントを購入して多量に飲んでしまったのです。結果、高Ca血症を起こして、マキサカル

シトールの投与を中止せざるをえなくなったそうです。主治医は大混乱であったのではないかと思います。このような例は多数聞きます。患者さんには「サプリメントだから」と軽い気持ちではなく、「まず相談」を心がけてほしいと思います。

> **この時間のポイント** POINT
>
> ❶ サプリメントは食品なので、薬剤に比べて有害作用が出にくいが、その分効果の差も歴然としている。
> ❷ サプリメントは薬剤に比べて管理が甘く、一度有害作用が出たときには、誰も責任・対応を取らない怖さがある。

〈引用・参考文献〉
1) 日本透析医学会編. 慢性血液透析患者における腎性貧血治療のガイドライン. 日本透析医学会雑誌. 37 (9), 2004, 1737-63.
2) 加藤明彦. 鉄剤. 臨牀透析. 19 (4), 2003, 427-34.
3) 小内亨. お医者さんも戸惑う健康情報を見抜く. 東京, 日経BP, 2004, 254p.

6日目 3時間目

この時間のテーマ

サテライト施設での栄養指導

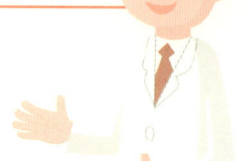

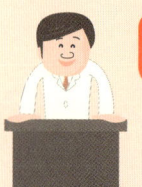

この時間は、サテライト施設での栄養指導法について考えます

透析治療において、栄養指導はたいへん重要です。しかし、必ずしも管理栄養士を配置していないサテライト施設においては、その指導法についてナースのみなさんは頭を悩ますところではないでしょうか。ゼミ受講ナースのLさんの質問を、みなさんもいっしょに考えていきましょう。

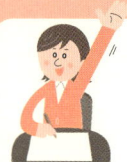

ゼミ受講ナースからの質問

透析施設に就職して3年目のナースです。私の勤める透析施設はサテライト施設で、新しい患者さんはたいていの場合、近隣の透析導入施設で1週間入院し、3回透析を行った程度で紹介されてきます。そのため患者さんは、透析の基本教育とシャント管理について、そして管理栄養士からの説明を一度くらい聞いただけという状況です。なかでも栄養指導が十分に行き渡っていないと感じます。当院に管理栄養士はいません。自分でテキストを読んで指導しようと思っても、業務に追われ学習もままなりません。栄養指導について、基本から教えてください。

《質問のポイント》
1. 栄養指導ってどんなことをするの？
2. 管理栄養士のいないサテライト施設では、どうやって栄養指導すればいいの？

3 6日目 サテライト施設での栄養指導

栄養指導が行き渡らない理由―病棟とサテライト施設

入院期間が短い！

　まず、栄養指導が行き渡らない理由を、病棟とサテライト施設、それぞれの性質からみてみましょう。Lさんの施設に患者さんを紹介しているという透析導入施設（たぶん総合病院でしょう）についてですが、管理栄養士も配属されていて栄養指導が行える体制にあるのに、入院期間が短すぎるせいで、通り一遍の教育をさらっと施してすぐ退院となってしまうことが伺えます。紹介先のサテライト施設には管理栄養士もいなくて、同じような指導ができないなんて夢にも思わず、気軽に栄養指導を丸投げしているようです。もちろん導入施設もこれでよいと思っているわけではないでしょう。できれば、ひと月くらい入院期間がとれればもっとじっくり指導して紹介できるのに、と思っているのではないでしょうか。

透析日に時間的余裕がない！

　また、Lさんのいる外来だけのサテライト施設の状況にも問題があります。こういう施設では患者さんはとても慌ただしくやって来て、透析を受けた後はサクサクと帰っていきます。最近では透析終了時間に合わせて、介護サービスの送迎車が待っていることも少なくありません。「透析間体重増加量が多すぎるので、なんとか透析時間を30分延ばして体外限外濾過（ECUM）でもしたい」と思っても、家族や介護サービス会社に電話して、お迎えの時間を調節して、みんなの了承がもらえてはじめて透析時間を延長できるという状況で、「これでは、栄養指導なんて、いったいいつできるのだ！」と思っている方も多いような気がします。

> **Question 1** 栄養指導ってどんなことをするの？

栄養指導の原則

　通常、栄養指導をするときには、身長と年齢・性別などを基に標準体重を算出します。それから、摂取エネルギー＝標準体重×30〜35（kcal）、蛋

白質＝1g/kg/day、塩分＝5〜7gにしましょう……といった基準を基に患者さんに説明します。もっと時間があれば、食事記録表を患者さんに渡して、3日分くらいの食事内容を、きちんと重さを測ったうえで記録してきてもらいます。その後、管理栄養士がその表を基に栄養価を計算した後、「あなたの食事ではエネルギーがこのくらい不足していて、塩分がこのくらい多くて、糖質に偏った食事になっている……」などと説明することになります。

はじめての患者さんには、栄養指導用語は外国語同然

慢性腎臓病（CKD）の早期ステージからくり返し栄養指導をされてきたのならともかく、今回の入院ではじめて教育を受ける患者さんにしてみたら（しかも昨今のごとく導入透析患者さんの大半が高齢者であるのですから）、これでは聞いたこともない外国語で話されるのと大差はないはずです。そのような状況下で「とにかくのどが渇いて、水を飲みたくなるような塩からいものはやめてください」程度の知識で退院してくる人を相手に、何を教育すればいいのでしょうか？

患者さんの食生活の実態

医療者が理想とするような食事はできない

通常の患者さんは、食事をつくるために使える時間はとても少ないものです。家族が同居していて、食事をつくってくれればよいですが、独居の高齢者や、仕事をしながら一人暮らしを続けている人も増えています。昨今では1日3食のうち2食は外食で済ませたり、ヘルパーさんに2日に一度来てもらい、同じものをまとめて5食分つくってもらうという人もいます。

そう考えると、管理栄養士がいて、食事表を書いてもらって、蛋白質・脂質・糖質の摂取割合を出して、リン（P）やカリウム（K）摂取量の目標を出すというような、基本的かつ古典的な作業の後に、「正しい透析食」を実際につくって食べている人というのは、じつはごく少数しか存在しないのかもしれません。それなのに私たちは、いまだにそういう絶滅危惧種のような患者さんのみを想定した栄養指導をしてはいないでしょうか。

サテライト施設での栄養指導

いきなりの食事制限、患者さんの気持ちは？

栄養学的には確かにそういう方法が基本だと、私も思います。しかしいくら基本に忠実であろうとも、実際に役に立つということとは問題が別です。実際に「正しい透析食」をとることのできる人が全体の2割にも満たないのだとしたら、そのようなものを基本として指導を続けていくのは現実的ではありませんし、あくまでも指導する医療者側の考え、都合にすぎません。

一方、指導される患者さんの側はどうなのでしょうか？ もちろん食事療法の重要性はわかっているとは思います。ただ、透析を導入されたばかりの患者さんですので、実際に食事療法を実践していくことがどれほどたいへんであるか、どれほどのがまんをしいられるものなのかを実感しているとは思えません。重要だと書いてあるから重要なのだろうという程度の認識であれば、実際にあれもだめ、これもだめと言い始めると、気分が萎えてしまって、とても続けていけないという感想をもつ人も多いようです。

このようなことを長々と書いてきたのは、透析患者さんの食事に関する文献はどれも、いきなり蛋白質・塩分を制限することが大切で、エネルギーはいくらでやるのがよい、というような、ある意味医療者側の理屈だけを羅列したものが多いように感じるからです。指導される患者さんの気持ちをまず考えてから入らないと、効果がまるで上がらないということも十分ありえます。

Question 2 管理栄養士のいないサテライト施設では、どうやって栄養指導をすればいいの？

患者さんの食に対する思いを知る

患者さんが抱いている感情

では、効果的な指導法は何かということを説明する前に、患者さんの透析食に対する考えをみてみましょう。透析食に対して、患者さんは以下のいずれかの感情を抱いていると考えられます。

①透析食は重要である。それが自分の体のためであるのならば、いかなる努力でもするし、おいしくない食事にも耐えて、正しい透析食をとる。

②透析を受けているからといって、何もかもがまんするのは嫌だ。とくに食事はなるべく家族や友人など、みんなといっしょにとりたい。血清P値や血清K値が高くなったときは、必要なだけ薬を飲む。
③透析食もとりたくないし、薬も飲みたくない。もっと都合のよい方法はないか？ そんながまんをしてまで長生きしたくない。

　③は困りますが、たいていは①か②のどちらかでしょう。
　おそらく①に属する人は、食事のみならず健康増進に対して関心が高い人が多いと思います。経済的にも余裕のある人が多いせいか、正しい透析食をつくって食べるためには、お金に糸目をつけず正しい食材を手に入れ、情熱を込めて透析食を学びます。こういう人は放っておいてもちゃんとコントロールしますし、全体のなかではごくごく少数派なので、この人たちを中心に栄養指導を組み立てることはできません。

患者さんは正しい透析食など望んでいない！

　透析患者さんの大半は②（いや③かも）のタイプに属しますが、彼らはどのくらいまで食事療法というものを受け入れてくれるのでしょうか？　彼らが①の人々と決定的に違うのは、「特別な透析食など食べたくない」「いつも家族や友人といっしょに普通の食事をとりたい」、と思っていることなのです。蛋白調整食やでん粉食を採用して正しい透析食を広めようとしている人々が、もっとも勘違いしている点もここではないかと思います。患者さんの多くは、そのような正しい透析食など望んでいないのではないでしょうか？

　患者さんのニーズをつかんでいないので、正しい透析食であり、基本に忠実な栄養指導であっても、大半の透析患者さんから支持されず、広まっていかないのだろうと思います。患者さんにとっては生活の一部として食事があり、「正しい透析食」を食べるために生きているのではないことを、指導する側はしっかり理解しなければなりません。

患者さんへの傾聴に時間をかけるべき！

　これは、栄養・食事指導に情熱を傾けている人がはまりやすいピットフォール（落とし穴）です。誰もがみんな自分と同じくらいの情熱で食事管理に

あたろうとしているのだ、と錯覚しないことが大切です。そういう錯覚は、いまだそこまで食事の重要性を理解していない患者さんにとって、とても迷惑です。患者さんの栄養指導を行う前に、患者さんはどうしたいと思っているのかという点の聞き取りにこそ、私たちは十分時間をかけるべきです。

数字を押しつけない

厳しすぎる制限は崩壊する

　さて、ここで具体的な栄養指導の方法へと話を進めましょう。以前は私も栄養指導箋なるものを書いて、身長160cm、標準体重54kg、エネルギー 54 × 35 ＝ ほぼ1,900kcal、塩分7g、蛋白55gなどという指示を出していました。

　塩分摂取量については「1日5g」という指示を出す先生が多いと思います。私は厳しすぎる塩分制限は、結局守られず食事制限そのものを崩壊させると思っていますので、最低でも7gにします（自分で1ヵ月くらい病院の透析食を食べてみて、7gならなんとか続けていける、という結論に至ったからです）。ふだん塩分を1日15g以上とっていたような人には、あえて10gという指示を出すこともありました。もちろん最初だけで、後から7gにします。

患者さんの歴史に目を向けよう

　透析導入患者さんの原疾患は、慢性糸球体腎炎、糖尿病、膠原病、腎硬化症などさまざまですが、腎機能の悪化を促進する大きな原因として高血圧があることはみなさんご存じですね？　そして病気の特性として、やむをえず高血圧が悪化してしまう場合もありますが、多くの人はやはり塩分のとりすぎが高血圧持続の原因となっています。いわば維持透析にまで至った長年のプロセスの主要因、その人の生活にどっぷりしみこんだ生活習慣であるにもかかわらず、その人の塩分摂取の歴史をしっかり検討もせずに、みんな一律に塩分3gだ5gだと栄養指導箋に書き込むだけで、患者さんが守ってくれると思うほうがおかしいと思います。

指示が守れるのなら、透析導入患者さんはもっと少ないはず

　私はあるときから、こういう指示の仕方でみんなが理解できて守れるのだ

としたら、そもそも透析に導入される人はもっと少なくなるのではないか？そうはできないからたくさんの人が透析に導入されているのではないか？と思うようになりました。患者さんも人間です。「いままで続けてきた生活を根本からばらばらに破壊してしまうような指示を出すことに、どんな意味があるのか？」と反省しました。

患者さん自身の生活を知ることから始めよう
塩分制限は患者さんとの取り引きだ！

そこで、私がここ6、7年続けている方法を紹介します。

回診のとき、患者さんのベッドサイドへ行って、仕事の話、野球の話、おいしいラーメン屋の話から入りながら、その人が家でどんな生活をしているのかという一点に絞って情報を探ります。もちろん回診時間は1人につき30分以上になります。「朝はパンなのかごはんなのか」「いけないと知りつつ飲んでいるみそ汁の味はどのくらいか？」「まさか、朝食の食卓にはごはんとみそ汁と、後は冷蔵庫にある漬物とか佃煮とか昆布の煮しめとかを並べるだけなんてことはないだろうな？」など、おおざっぱにその人の塩分摂取量を推定し、どういう食べ物が好きか、どの食べ物ならがまんしてもらえるか、などを考えます。塩分制限は患者さんとの取り引きのような感じで、すこしずつ納得をしてもらいます。

忙しい毎日を送っているナースのみなさんからすると、こういう時間をとることはむずかしいかもしれませんが、いちばん重要なことですのでがんばって時間をつくってみてください。

摂取蛋白量やエネルギーは具体的に指示しない
たくさん食べて必要量だけ服薬してもらう

次にP値とK値ですが、これはどれだけでも食べていいから、検査値がいいところ（P値＝5.5mg/dL以下、K値＝6.0mEq/L以下くらい）にいくまで、セベラマー塩酸塩（レナジェル®、フォスブロック®）やアーガメイ

ト®ゼリー、カリメート®ドライシロップを飲んでくれという話をします。いちばん困るのは、「栄養指導！」という感じで大上段に構えて指導すると、検査値をよくするために食事をとらなくなる患者さんが多いことです。本末転倒とはこのことです。

たとえば、P値＝7.5mg/dL → 5.0mg/dL、K値＝6.5mEq/L → 4.6mEq/Lに低下していて、ほめたはいいけれど、よく見たらBUNも85mg/dL → 45mg/dLに低下していて、ただ単に食べるのを控えていただけだった、という展開が最悪です。なるべくたくさん食べて、その分、薬をきちんと必要量だけ飲んでもらうことに全力を挙げるべきです。

😊 エネルギーは1年前の体重と比べるだけ

また、エネルギーについては数字で言うことをやめました。理解できる人、きちんとコントロールできる人はごく少数なので、これも意味がないとは言わないまでも、理解を得られない人が多くなるということを理解しておくべきです。透析経過表を1年分めくってみて、1年前といまとで痩せているかどうかを比べるだけで構いません。痩せていたら「もうすこし食べようよ」、太ってきていたら程度によっては「食べすぎ」と話します。

以上です。これでいいと思っています。正統的な方法ではありませんし、栄養学の基本は外しているかもしれませんが、十分な人的資源のない透析専門クリニックにはお勧めしたいと思います。

この時間のポイント　POINT

❶ まずは患者さんと向き合い、患者さん自身の生活を知ることが重要。患者さんの生活の一部として食事があり、透析食を食べるために生きているのではない、ということを認識したうえで指導しよう。

❷ 数字や制限だけを押しつけるのが栄養指導だと誤解しない。患者さんのこれまでの生活を壊さずにいかに各栄養価をコントロールしていくか、その手助けをするのが栄養指導である。

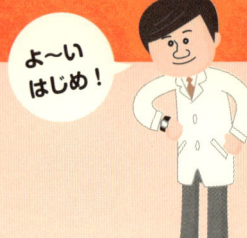

6日目 小テスト 服薬・栄養指導

よ～い はじめ！

1 時間目　セベラマー塩酸塩の服用

理解度▶　50%　80%　100%

Q1. リンの吸着薬を知っているだけ挙げてください。

Q2. Q1で挙げたリン吸着薬それぞれの長所を説明してください。

Q3. Q1で挙げたリン吸着薬それぞれの短所を説明してください。

2 時間目　サプリメントの効果と安全性　理解度▶ 50% 80% 100%

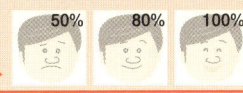

Q1. 「サプリメントには副作用がない」とはどういうことなのか、患者さんが誤解しないように説明してください。

3 時間目　サテライト施設での栄養指導　理解度▶ 50% 80% 100%

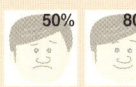

Q1. 高齢者に対する栄養指導で注意すべき点を挙げてください。

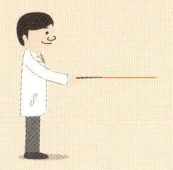

6日目 小テスト

解答は次ページへ

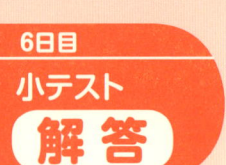

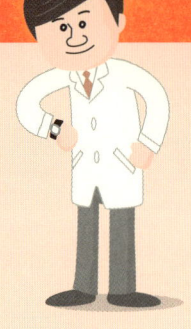

6日目 小テスト 解答

1時間目　セベラマー塩酸塩の服用

A1.
①アルミゲル®（ほかにアルサルミン®などのアルミニウムを含有した胃薬）
②炭酸カルシウム
③セベラマー塩酸塩（レナジェル®・フォスブロック®）
④炭酸ランタン水和物（ホスレノール®）

A2.
①アルミゲル®：リンの吸着力がもっとも強いです。
②炭酸カルシウム：体液の酸塩基平衡を改善し、アルカリに向けることができます。
③セベラマー塩酸塩（レナジェル®・フォスブロック®）：カルシウムを含みません。
④炭酸ランタン水和物（ホスレノール®）：カルシウムも酸も含みません。

A3.
①アルミゲル®：アルミニウム脳症、骨症を発症させる危険性があります。
②炭酸カルシウム：高カルシウムを惹起します。
③セベラマー塩酸塩（レナジェル®・フォスブロック®）：酸性が著しいため、炭酸カルシウムを併用しないと体液酸塩基平衡を強い酸に傾けます。排便困難を増強します。服薬量が大量です。
④炭酸ランタン水和物（ホスレノール®）：ランタンという重金属を使用しています。同じ重金属であるアルミニウムも、脳症が指摘されたのは使用後20年以上経ってからでした。ランタンは使用開始10年程度であり、絶対安全と証明されたわけではありません。

2時間目 サプリメントの効果と安全性

A1. 副作用とは、主作用に対して使用する言葉です。つまり、主作用があることが科学的に証明された「薬」に対して使用する言葉であって、そもそも主作用がない（薬のように効能があると認められていない）サプリメントには、副作用も存在しないことになります。ですから、「サプリメントには副作用がない」という言葉は、「主作用もないから副作用と呼べるものも存在しない」という言葉の定義を利用して、消費者を錯覚させる目的で使用されているものであり、「有害作用がない」という意味で使っているのではありません（事実、有害作用は多数報告されています）。サプリメントは安全基準も薬効もまったく証明されていないので、有害作用があるかないかすらわからないものだということです。

3時間目 サテライト施設での栄養指導

A1. 高齢者は必要エネルギーも少なく、食欲低下による栄養不良が懸念される人のほうが多いのです。食事制限より、どうやって必要量を食べさせるかに苦労するのです。「透析を始めるのだから、食事制限をしなければならない……」といった誤った思い込みをスタッフがもつことで、これからの生活への希望を失わせないよう注意が必要です。

　患者さん一人ひとりとよく話をし、その人のいまの日常生活や、長い年月どのような食生活を送ってきたのかを徹底的に聞きましょう。そして、これまでの食生活を完全否定せず、破壊しないような透析生活をいっしょに考えましょう（その人の人生を否定しない、ということと同じ意味です）という姿勢で臨んでください。

　とりあえず食べたいものを食べさせる（どうせそんなにたくさん食べられません）、飲みたいだけ飲ませる（そんなに飲めません）というスタンスではじめるのもありだと思います。それで不都合が起きた部分だけ（多くは体重増加です）いっしょに改善していきましょう、という姿勢がよいかと思います。た

とえ味の濃いものばかり食べていたとしても、それが体重増加につながらないのであれば、禁止する必要などないのです。果物を食べたとしても、カリウムが致命的に上昇しない方法はいくらでもあります。患者さんに意欲を失わせないことを最重要課題として取り組んでほしいと思います。

7日目
患者別チェックポイント

- **1時間目** 計画透析導入後間もない患者のチェックポイント
- **2時間目** 高齢透析患者のチェックポイント
- **3時間目** 認知症をもつ透析患者のチェックポイント

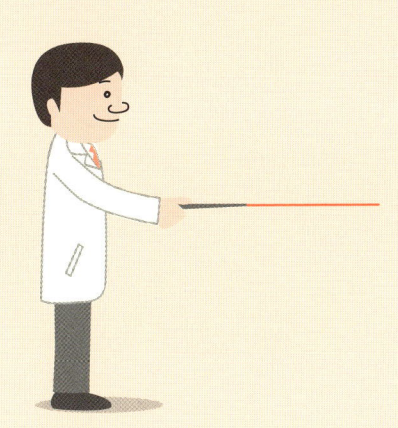

7日目
1時間目

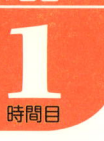

●●● この時間のテーマ

計画透析導入後間もない患者のチェックポイント

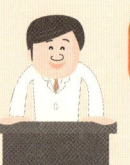

透析導入後間もない患者さんのケアはどこに注目すべきかについてお話ししましょう

日々患者さんと接するなかで、とくにどのような点に気をつけてみてあげればよいのか、お悩みの方もいるのではないでしょうか？ ゼミ受講ナースのMさんからも、ふだんの透析看護のなかで心がけておくべき点があれば知りたい、とのご意見をいただきました。そこで、7日目は患者さんの特徴別に、看護におけるチェックポイントを解説していきます。

ゼミ受講ナースからの質問

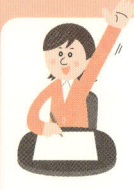

腎不全となり透析を受けるようになると、さまざまな合併症が起きますね。私はまだナースとしての経験が浅いので、患者さんに合併症が起きてしまってからいろいろと調べて「そうだったのか」と納得してばかりです。「そうなる前に見つけられれば……」「そうならないようにいろいろとはたらきかけていればよかったのに……」と思うことが多くあります。そこで質問なのですが、ふだんの透析で合併症を見つけられるコツのようなものはないですか？「ふだん心がけておく10ヵ条」みたいなものがあれば、教えてください。

計画透析導入後間もない患者のチェックポイント

確かに合併症についての本はいろいろとありますが、合併症に出くわしてから調べるようにつくられているものが多いかもしれません。その前の段階として、ふだんの透析のときに患者さんを目の前にしながらチェックすべき10ヵ条というものがあれば、本当に役立つような気がします。

ただ、どんな患者さんも「たった10個の観察ポイントでよい！」とまで割り切ってしまうのは（割り切るのが大好きな私でも）無理ですので、患者さんの透析導入からの年月別に、そして原疾患別に、いくつかのパターンに分けて「大切な観察ポイント10ヵ条」を紹介していきましょう。また、患者さんのタイプによっては、合併症のみでなく、透析そのものの場面で必要なチェックポイントもあります。ですので、厳密に言えば、合併症を主体としながらも、透析自体のチェックポイントも加えた10ヵ条ということになります。

それでは、1時間目は「計画透析導入後間もない患者さんのチェックポイント10ヵ条」を考えていきます。

どのように透析導入となったか？─計画導入と緊急導入

チェックポイントを説明する前に、まず透析導入したばかりの患者さんについて考えましょう。「透析導入期」といっても、計画導入した患者さんと肺水腫などで担ぎ込まれ緊急導入した患者さんでは、チェックポイントは異なります。となると、もうすでにここで、「計画導入」と「緊急導入」の2つに分けて、チェックポイントを考えなければいけないということになります。

計画導入した患者さんなら、シャントは早いうちに作製され、ある程度の発達が見込まれます。したがって穿刺もしやすく、血流量も十分とれることでしょう。シャント作製のときに十分な説明も受けており（でないと手術はできませんよね？）、それから一定期間が経っているため、本人の理解と納得、そして受容まで進んでいることもあります。また、慢性腎臓病（CKD）のステージ3ぐらいから定期受診を続けてきた人であれば、積極的に治療を受

け、食事療法などにも熱心に取り組んできていることでしょう。いろいろとつらいこともあるとは思いますが、前向きな状態の人もある程度みられます。そうであれば、計画導入した患者さんのチェックポイントは、これから経験しなければならない透析という治療そのものの、具体的な問題が主となるような気がします。

CHECK POINT 1　シャント部を痛がっていないか？ 痛くても言えないのではないか？

たとえシャント部痛があっても、患者さんは言えなくて黙っていることがあります。透析中ずっと顔をしかめていた、なんてことがあったらチェック！です。

はじめから痛がっている場合

穿刺針の入りかたが悪く、血管壁にぶつかったまま固定していないかを考えてください。たまたま末梢神経にさわる場所に刺してしまったという場合や、狭窄部の真上に刺してしまった、ということもあるでしょう。よく観察し、針の先端がちゃんと自由に動くかどうか、狭窄部の有無などをみてください。

透析の進行とともに徐々に痛みが増す場合

血圧低下の随伴症状である場合があります。また、これから血圧が低下するサインの場合もあります。除水の進行とともに痛みが増してくる場合は、循環血漿量が減少し、血管ボリュームが低下することにより血管が細くなり、結果として針の先が当たっているということも考えられます。血管が細くなってくる原因が、細くなっている血管から無理に多量の血液をとろうとするために起きた血管攣縮、ということもあります。

皮膚が原因の場合

穿刺部の皮膚が原因の場合もあります。同じ場所へ穿刺をくり返すことにより、皮膚がただれて痛みが生じているということはないでしょうか？ このような場合、対策としては穿刺部の変更、針の太さ・種類などの変更、ペンレス®を貼る時間を長くするなどです。このような痛みのサインのなかには、経皮的血管形成術（PTA）が必要となるようなシャント血管狭窄を伴うことがあるのも忘れないようにしてください。狭い場所を通過させ、多量の血液をとろうとすると痛みは激しくなります。

心因性の痛み

上記をすべて考慮しても原因のはっきりしない痛みは、心因性も考えられます。「透析が嫌だ！」という気持ちが痛みとなって現れることはよくあります。透析中の血圧低下が著しく、なかなか改善しないような場合、「透析そのものを始めたくない」という気持ちになり、シャント部痛として表現されることがあります。

CHECK POINT 2　血液をきれいにしすぎていないか？ 頭痛や吐き気はないか？

透析導入後間もない人に、いきなり必要以上な透析をしていませんか？ とくに体格の小さな人は循環血漿量も少なく、血液中に排泄される老廃物も少ないため、短時間の透析でもあっという間に血液がきれいになってしまうことがあります。そして、そのような状況で頭痛を訴えたら、チェック！です。不均衡症候群を起こしている可能性があります。

不均衡症候群とは

透析では浸透圧が変動しますが、血液の浸透圧は比較的すぐに低下するのに対し、脳組織の浸透圧は低下するまでに若干のタイムラグがあります。この血液と脳組織の浸透圧の不均衡のため、水分が脳組織に移行し、脳浮腫を

起こすのが不均衡症候群の正体であるといわれています（だから、対策としてグリセオール®などの高浸透圧の薬剤を用いるのです）。そして、この不均衡症候群は、血液透析の導入期に起こりやすいといわれています。頭痛、吐き気、ひどいときには意識障害を伴います。このような不均衡症候群を起こさないためにも、透析導入後間もない患者さんに対しては、まず短時間（2時間程度）連日透析を3、4回行うのがよいでしょう。保存期というのは、じわじわと血液が一方的に汚れていくだけの毎日です。透析導入となってはじめて、患者さんは血液が浄化されるという体験をします。したがって、激変を避け、体を慣らしながら徐々に透析時間を延ばしていきます。初期は残存腎機能との関係を考え、週2、3回、短時間とし、だんだん安定してくれば通常の維持透析の水準（週3回、体格などに応じて3～5時間）に変更していきましょう。

CHECK POINT 3　急速除水の施行時に血圧低下や下肢のつりがないか？

透析導入となる患者さんの多くが、体にむくみを抱えています。これは、腎不全になると、体内外の水の排泄バランスをとることができなくなってしまうためです。多尿になり、体の水分が抜けてしまうほど脱水を起こすこともありますが、それよりも、十分な水分の排泄ができなくて体に余分な水が溜まり、全身浮腫を起こすことのほうが多いでしょう。しかも、CKD末期の全身状態の悪い時期には栄養状態が悪くなることも多く、体をつくる蛋白質がどんどん減少していき、血清アルブミン値もひどく下がってしまい、むくみに拍車をかけることがあります。体内状態の激変を避けるという意味からも緩徐な除水が重要ですが、患者さんの状態（著しい心不全で意識状態がおかしい、肺水腫を起こして苦しがっている、など）によっては、そうも言っておられず、除水を強化する必要があります。これまでの透析で経験したことがないような速度で除水するときは、チェック！です。

血管内からの水分の除去スピードが速すぎて、血管内の水分と血管容積の

バランスが崩れて血圧低下を起こしたり、ナトリウム（Na）の急激な変動により下肢つりを起こしたり、ひどい場合には意識消失まであありますので、注意してください。

CHECK POINT 4　ドライウエイトが上がっていないか？　血糖が上がってきていないか？

透析導入後しばらく経ち、食欲がわいて元気になる時期になればチェック！です。

体重の増加

保存期はもっとも体調が悪い時期で、全身倦怠感のために「動きたくない」「起きたくない」「食べたくない」「気力がわかない」という状態になりがちです。そんな時期に、もりもり食べられる人は少ないことでしょう。しかし、透析導入後はどんどん体調が回復してくるため、元気になり、食欲も増進します。その結果、体重が増加し、ドライウエイトが上がるということが考えられます。ある日突然、透析中の血圧がガクンと下がったと思ったら、心胸比（CTR）がすごく小さくなっていたということはないでしょうか？

糖尿病患者さんの血糖

また、糖尿病患者さんの場合では、とくに観察が必要です。血糖がガンガン上がってきてしまい、インスリンもいままでどおりでは少なくなります。糖尿病のコントロール不良になる人がいちばん多くなるのが、導入後しばらく経った時期です。

CHECK POINT 5　保存期の方針がそのままになっていないか？

透析導入前と同じ薬のままになっている、なんていうことはないですか？透析中の血圧が低くて全然上がってこない、なんていうことがあったらチェ

ック！です。

血圧調節機能の変化

　透析患者さんの血圧は、体液依存性の要素が非常に大きいといわれています。透析導入後は、循環血漿量の調節がある程度きちんとできるようになるため、降圧薬をさほど使わなくても血圧コントロールができるようになるはずです。したがって、投与量は相当少なくなるはずです。それなのに、保存期と同じ量の降圧薬を出していないでしょうか？

食事療法の変化

　また、透析導入前と導入後では食事療法が変わることを患者さんは十分理解していますか？　保存期には残存腎機能の保護のためもあり、厳しい蛋白制限をしていることもあります。しかし、透析導入後は、以前ほどではありませんが、蛋白摂取量が上がります。導入患者さんは、このあたりの切り替えに苦しんでいませんか？

CHECK POINT 6　透析間の体重増加量が増えていないか？

　透析間の体重増加量が突然増えてきたら、チェック！です。保存期と同じような水分摂取をしていないか、患者さんに確認しましょう。

透析導入後には尿量が減る

　通常、透析導入となると尿量が減ります。それは、腎臓の機能が落ちることに加え、透析で1日おきに除水して余分な水を捨ててしまうからです。余分な水分がなければ尿はつくられませんので、透析後は当然乏尿になります（このとき、患者さんは「尿が出ない」といちばん強く感じます）。

　一方、保存期ではこのように余った水を処理する透析という作業がないため、どんどん水が溜まり体がむくんでしまうのです。そして、どうにもならなくなって溢れた水が尿であるということになります。風呂桶に水を入れて

いるのを忘れていて、溢れさせたときのことを連想してください。"尿がたくさん出ている"のではなく、"余って溢れ出てしまった水分量が尿に見える"だけです。ですから、透析でちゃんと体内水分量を調整するようになると、溢れた水＝尿が減って当然なんです。尿量はこうして減っていくのですが、患者さんのなかには「透析導入後には尿量が減る」ということを計算に入れず、保存期と同じような調子で水分を摂取してしまう人がたくさんいます。その結果、透析間体重増加量が非常に多くなります。ここで水分制限の意味を十分理解してもらわないと、その患者さんの透析生活は悲惨なものになります。

CHECK POINT 7　十分な透析ができているか？

透析導入となり1ヵ月くらい経つと、透析も安定してきます。そのころに透析後の血液検査データをじっくり見て、あまり透析効率がよくないなあと思ったら、チェック！です。ところで、透析効率を判断するには、血液検査のどの項目を確認すればよいのでしょうか？

血液検査項目の見かた

血液検査は大きく透析前と透析後に分けて考えます。透析前の血液検査は、患者さんの自己管理の状況を見るもの、と考えてよいでしょう。家でどのような食事をしていたのか？ 塩分摂取量は？ 蛋白摂取量は？ 水は？ ということがすべて現れます。一方、透析後の血液検査というのは、私たち透析スタッフがどれほど適切に透析を行ったかに対する成績表だと思ってください。透析前後でどのくらい血中尿素窒素（BUN）が抜けているか？（これを定量的に示したのがKt/Vです）、血清Na濃度は適正か？ 血清カリウム（K）濃度はちゃんと下がっているか？ などを確認するものです。そして、これらにより透析効率を判断するのです。BUNなら20mg/dL前後まで、Kt/Vでいえば1.2～1.4ぐらい、血清K値なら3.5mEq/Lぐらいまで下が

っていることが一つの目安でしょう（もちろん患者さんによって多少の違いがあります）。

これらの目安がクリアされていなければ、①シャントの発達が悪い、②ダイアライザや血流量などの透析条件を上げるのを忘れていた、③透析時間が短いままだった、などというようなことがないかどうか注意します。

CHECK POINT 8　貧血の改善が遅くないか？

保存期の場合、透析されていないために血液が浄化されないわけですから、エリスロポエチン製剤をいくら使っても、なかなか貧血が改善しないこともあります。もともと、貧血がひどいまま透析導入となるケースが多いのですが、導入後1ヵ月以上経ってもほとんど貧血が改善しない、というようなケースがあればチェック！です。腎性貧血だと思っていたら、次のようなことが原因で貧血を来していた、という場合があります。

①鉄欠乏がひどかった（血清フェリチン濃度、トランスフェリン飽和度などに注意）
②胃がんがあってずっと出血していた
③栄養状態があまり改善されていなかった
④透析不足が続いていた
⑤透析器材の生体適合性が悪かった
⑥透析液の浄化に問題があって慢性炎症がずっと続いていた

CHECK POINT 9　透析導入前に合併症検査がちゃんとなされていたか？

保存期腎不全（とくにCKDステージ5）は、患者さんの調子がもっとも悪い時期です。いろいろ具合が悪くなっていたのが、保存期末期のせいだと思っていたら、じつはほかに恐ろしい合併症が！ということがあきらかになるのも、この透析導入期の終盤です。透析導入後、1～2ヵ月で安定期に入

り具合がよくなってくるはずなのに、何だかあの人は元気にならないな、どうしてかなと思ったらチェック！です。

たとえば、腎不全による溢水だと思って除水し、肺水腫はすこしずつよくなっているのに、心臓は大きいままで、体重をもっと引こうと思っても、血圧が低くて全然引けません、というようなことがあります。このような場合、じつは冠動脈合併症や心筋症の状態がひどく、心機能が著しく落ちているというようなことも考えられます。CHECK POINT ❽で挙げた貧血と胃がんの関係もこれに近いですね。「貧血が改善せず、おかしいと思っていたら胃がんだった」ということもよくあることです。

透析導入前の合併症検査の有無を調べ、行われていなかった場合には早急に検査を行いましょう。

CHECK POINT ❿ 家族や職場の理解、支援は十分か？

透析導入になると、生活がそれまでとがらりと変わってしまうことが多くなります。そういう人が現れたらチェック！です。

導入前に家族や職場の人に十分説明したはずなのに、本人が元気になり始めると「そんなに元気なのだから、このぐらいはできるでしょう！」といった態度にだんだん様変わりするというようなことがあります。とくに職場の上司の理解が得られないと、生活の基盤が脅かされかねません。悩みが深刻になり、ひどい場合には退職に追い込まれることがあります。医療者側から職場の上司などへ積極的に説明を行うなど、介入が必要なケースもあります。こういった、いわば「社会的合併症」にもときどき気を配り、患者さんから相談しやすい雰囲気をつくりましょう。

* * *

さて、今回は導入期のなかでも、計画導入された患者さんのチェックポイントを解説しました。今後、計画導入した患者さんの看護にあたるときは、ぜひこれらの10項目を頭に入れながら対応してみてください。

7日目 2時間目

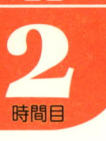

● ● ● この時間のテーマ

高齢透析患者のチェックポイント

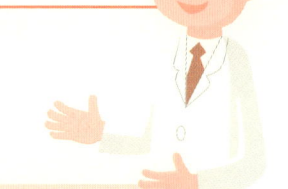

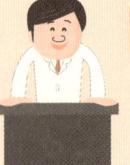

高齢透析患者さんのケアはどこに注目すべきかについてお話しします

2時間目は、高齢者（65歳以上）の透析におけるチェックポイント10ヵ条を取り上げたいと思います。長寿社会の到来とともに、高齢患者さんが透析を受ける機会がますます増えています。一昔前には透析導入はむずかしいとされていたような状態の悪い人も、いやむしろ状態が悪いからこそきちんと透析をして全身状態を改善させましょう、という目的で導入されることも増えています。今回取り上げる10ヵ条には、あらゆる分野の事柄が含まれておりたいへん重要ですので、しっかり押さえていきましょう。

チェックポイントの解説に進む前に、まず、高齢者の特徴を挙げてみます。

①要介護者25％、日常生活自立者75％と、予想以上に自立し、元気な人が多い

②1人暮らし、老夫婦での2人暮らしが増加している。通院補助が必要な人も増えている

③（1）苦しみたくない、（2）他人に迷惑や負担をかけたくない、（3）意味のある余生を過ごしたいという3つのこだわりをもつ人が多い

④筋肉量が少ないため、腎障害進行の程度と血清クレアチニン（Cr）値が一致していないことが多く、見かけの検査値以上に尿毒症が進行していることが多い

⑤動脈硬化病変を有する患者さんが多い。とくに脳血管障害、心血管障害、末梢動脈疾患（PAD）を有する患者さんが多い

⑥糖尿病、高血圧、がん患者さんが多い

⑦食べすぎ・飲みすぎが問題となる人はあまりいない。むしろ、厳しい栄養指導をしすぎると、生活破綻を起こす可能性が高い
⑧長年通院生活を送ってきた末に透析に導入される人が多いため、シャントの状態がよくないケースが多い
⑨みずから積極的に透析を受けていこうという意識の強い人が少なく、おまかせ医療体質の人が多い
⑩感染症に弱く、重症化する人が多い

　もちろん、ほかにもありますが、「透析を続けていくうえで問題になりやすいこと」という点に絞った特徴を挙げました。では、これらの特徴を踏まえたうえで、チェックポイントを一つひとつ解説していきましょう。

CHECK POINT ❶ 必要以上に介助していないか？

　高齢者の特徴に「要介護者25％、日常生活自立者75％」というものがありました。これは、私たちが日ごろイメージしがちな「高齢者＝要介護者」という思い込みが、いかに誤ったものであるかを気づかせてくれます。実際、自分の施設の患者さんを思い浮かべるとわかりますね。

患者さんの多くは生活が自立しています

　高齢者（とくに"高貴高齢者"と呼ばれる人たち〈私の患者さんで"後期高齢者"と呼ぶことは許さない！」と怒っている人がいます。"高貴高齢者"と書くのならぎりぎり許してくれるそうですので、こう書きます〉）に接するときの私たちの心構えとして忘れてはならないのは、多くは生活が自立している人を相手にしているのだということです。それを忘れて要介護者として接すると、大きな反発を買うことになります。

　「自分は自立して元気である」と思っている高齢者に対し、ふだんからあまりにも手を出しすぎていませんか？　さらに、それによって不快な印象を与えていませんか？　高齢者に接するときには、まずこれらのことをチェック！です。そうでないと、コミュニケーションの入口でシャットアウトされ

てしまい、対処のしようがなくなります。

CHECK POINT 2　誰とどのような生活を送っているか？

　自立し元気であるとはいっても、生活のあらゆる局面で自立できているわけではありません。衣食住は自分で何とかできても、週に3回、透析施設までの往復移動はとても無理だという人はたくさんいます。当施設でもスタッフを一定数雇い入れて送迎を行っていますが、送迎してくれるからという理由で選択している人も多くいます（というよりも、高齢者の場合はまずそれを聞かれます）。

1人暮らしの場合

　また高齢者の場合、「生活の場がどうなっているか」「同居家族はいるのか」という情報は非常に重要です。とくに1人暮らしの場合は、できることが限られます。3食きちんと食べてくれるだけで御の字、とても栄養指導や生活指導をするという段階にはいかないことが多いですね。年金だけで暮らしているという高齢者も多く、生活はぎりぎりのものになっています。どのようなアドバイスをするときでも、つねに「～したら？」と気軽に言う前に、そうするにはいくらかかるのかを確かめましょう。そして、なるべくお金のかからない方法をいっしょに考えるようにしましょう。

老夫婦2人暮らしの場合

　一方、老夫婦での2人暮らしの場合、1人暮らしとはいろんな面で異なります。共依存関係になりがちではありますが、連れ合いが病気になると、その介護をすることが生きがいになる、というケースが非常に多くあります。ただ、このような夫婦の場合、どちらかが欠けるともう一方にも大きな変化が起こることが少なくありません。とくに、妻を亡くした夫がその後いくばくもなくして後を追うというケースを見かけます。

介護者のケアも忘れずに

患者さんを世話している側の人（介護者）が亡くなると、じつに悲惨なことになります。たまに介護者のほうを気遣い、「病院にちゃんと行っているか？」「体の不調はないか？」など、声をかけてあげましょう。

高齢者をみたら、家でどんな生活をしているのか、誰と生活しているのかは、かならずチェック！です。ほかの情報とは比較にならないほど重要だと、私は思っています。

CHECK POINT 3　高齢者の価値観を理解した指導ができているか？

高齢者の価値観を理解していないと、どんな指導をしても「いや、もういつ死んでもいいんだ。だからほっといてくれ」という反応になってしまい、話し合いにならないことが多くなります。

生きがいや人生の目的といった面で、高齢者は若年層とはまったく異なります。そのため、若いスタッフのなかには高齢者との会話が苦手という人が多いように思います。核家族化している現代の日本では、同居している高齢者がいないため、気持ちがわからなくなっているのかもしれません。

高齢者に生活指導しなければならないとき、相談にのらなければならないとき、自分の考えが高齢者の3つのこだわり（①苦しみたくない、②他人に迷惑や負担をかけたくない、③意味のある余生を過ごしたい）にきちんと合っているかどうか、チェック！です。

ここまでの3つのチェックポイントは病態生理に移る前の入口です。まずここをきちんと押さえておかないと、病気に対処する以前に心を閉ざしてしまいますので、ぜひ押さえてください。

CHECK POINT 4　血清クレアチニン値だけで判断していないか？

いよいよ病態生理の各論です。腎機能というと、血清Crを思い浮かべる

人が多いのではないでしょうか。間違ってはいませんが、血清 Cr が何を意味しているのかを押さえておくことが重要です。

　血清 Cr は食事に左右されないため、血中尿素窒素（BUN）よりも腎機能をよく反映するといわれますが、そのかわり筋肉量に左右されます。たとえば、80 歳くらいの体が小さい（体重 30kg）患者さんの場合、どんなに腎障害が進行しても血清 Cr が 5.0mg/dL を超えないことがあります。そのため、「まだ透析に導入しなくても大丈夫」というような誤った判断が下されることがあります。

　慢性腎臓病（CKD）のステージ分類で、年齢と血清 Cr という 2 つの項目により腎障害の程度を判定しているのは、年齢による筋肉量の変動を補正しているという意味もあります。

　血清 Cr をみたら、かならずその人の体格・体重・年齢をチェック！です。

CHECK POINT 5　動脈硬化病変を有していないか？

　高齢になるということは、それだけで動脈硬化の進行を意味します。そして、血液透析を受ける時期までに高血圧や糖尿病にかかることが多くなり、ますます動脈硬化は著しくなります。

脳血管障害

　脳血管障害は脳梗塞と脳出血、くも膜下出血などが代表的です。動脈硬化が進展していて、しかも透析中の血圧の変動が激しい透析患者さんでは、脳梗塞は非常に多いとされています。65 歳以上になった患者さんはかならず頭部 CT や MRI などを受け、もし小さな梗塞など何らかの所見があれば、再発予防薬としてアスピリンなどの抗凝固薬を飲んでいるかどうか、チェック！です。脳梗塞や脳出血によって麻痺が残ったりした場合、日常生活動作が非常に低下します。透析患者さんのように週に 3 回も通院しなければならない患者さんの場合、麻痺が残るのは非常につらいことですし、透析室内で

の転倒事故の確率も急上昇します。

心血管障害

次に心血管障害です。心血管障害は動脈硬化や高血圧によりリスクが高まりますが、じつは腎臓病そのもののせいで心臓が悪くなります。CKDの進展そのものが、心血管障害を悪化させて死亡リスクを高めるのです。そして、そのCKDの進展を助長してしまうのが高血圧であり、糖尿病であり、脂質代謝異常ですね。つまり、透析患者さんをみたら「心血管障害がある」と考えるべきなのです。

末梢動脈疾患

そしてPADです。動脈硬化病変の代表例であるPADは下肢に起きやすく、壊疽から切断に至りやすいのです。そして透析患者さんのQOL、ひいては生命予後を決定する因子となっていきます。しかし、透析患者さん全員を毎回フットケアするのはたいへんです。超多忙なみなさんが効率よくフットケアを行えないかと私が考案したのが、「ヒヤリ・フット指数」です。以前いた病院の透析患者さんの足病変を観察し、いろいろな条件で検定すると以下のような条件に当てはまる患者さんが危険であり、フットケアを重点的に行うべきだということがわかりました。5年ほど前には、『透析ケア』誌に「ヒヤリ・フット指数の考案」という論文も書きました[1]。

図　ヒヤリ・フット指数の算出

HIYARI FOOT INDEX（HFI）＝年齢＋透析年数＋糖尿病の有無
（あれば＋10、なければ0）

図の式に点数を入れ、HFI＞75の人は足病変のハイリスク群ということになるため、重点的に週に1回程度フットケアを、それ以外の人は1〜3ヵ月に1回程度のフットケアをすることで、足病変を効率よく初期段階で発見できます。この概念からすると、高貴高齢者はすべて、ヒヤリ・フット指数

上はハイリスク群ということになります。

　高齢者をみたら、動脈硬化、脳血管障害、心血管障害、PAD をチェック！です。

CHECK POINT 6　糖尿病、高血圧、がんになっていないか？

　高齢透析患者さんには、糖尿病、高血圧、がんを有する患者さんが多くいます。どれも年齢が強いリスクファクターであるため（糖尿病ではとくに 2 型）、当然かもしれません。これは透析患者さんだから、ということではなく、高齢者ならみんなそうなのです。

　ただ、透析患者さんは病院に週に 3 回も来ているため、本人も家族も「何も言わなくても、病院はあらゆる病気をすべて診てくれているのだ」という大いなる誤解を抱いていることがあります。高齢透析患者さんががんになったりすると、トラブルになりかねません。例外はありますが、「がん」を初期で見分けるには検診しかありません。日常診療で見つかるときはほぼ手遅れであるということです。

　高齢者は糖尿病になっていることが多い、高血圧があるもの、がんになるものと認識し、年に 1 回程度はチェック！です。

CHECK POINT 7　厳しい栄養指導をしすぎていないか？

　はい、これもいつも言っていることなのですが、栄養指導や生活指導というのは、栄養摂取状態や生活状態など、相手の状態をみて行わなければなりません。相手の状況を無視して型にはまった指導をしようとすると、そのせいで生活破綻が起こることが（非常によく）あります。

　高齢者は活動性も新陳代謝も低下しているため、若者のようにはエネルギーも蛋白質も油脂も必要としません。しかも長年続けてきた食事法を変えようとすると、それに耐えられなくてどんどん痩せてしまい、健康を害してし

👤 どうすれば患者さんの食事・生活様式に合わせていける？

極端なことをいえば、高齢透析患者さんに栄養指導などいりません（減塩くらいでしょうか？　しかし、これもしっかりやりすぎると、食欲を落としてどんどん痩せていくことになりかねません）。どちらにしろ、それほど大量に食べず、飲まず、肉が嫌いな人も非常に多いわけですから、血液検査結果が非常によい人が多いはずです。透析導入してからも検査結果の動きをじっとみていればわかりますが、よほど元気で食欲があり、検査結果が著しく悪くなってしまう人以外は、そのままそっと生活支援をしていくだけでよいと思います。

高齢者の場合は、透析というものに彼らの食事を合わせてもらおうとせず、どうすれば透析や薬物を彼らの食事や生活様式に合わせていけるかをチェック！するのが正解です。

CHECK POINT 8　シャントの状態が悪くなっていないか？

糖尿病、高血圧、高コレステロール血症などの病気に長年つき合っていると、何百回となく採血されるため、高齢者では皮静脈が荒廃していることはめずらしくありません。とくに近年増加している糖尿病患者さんでは、両腕の血管がぼろぼろというケースが多くあります。

👤 悪条件が重なり合う高齢者

採血だけが原因ではありません。高齢になると運動量が落ち、動脈硬化の進展による血流障害なども手伝って、いわゆる血の巡りが悪くなります。したがって、皮静脈を通じて灌流する血液も減るため、自然と静脈も細くなりがちなのです。また、せっかく作ったシャントも、動脈硬化のせいで血流量が少なくて発達しないとか、シャント吻合部の動脈も粥状硬化を起こしているせいで閉塞しやすくなっているなど、いろいろな悪条件が重なり合い、状態はよくないのです。

高齢者をみたら、シャントの状態を疑い、チェック！です。

CHECK POINT 9　積極的に治療を受けているか？

「先生や看護婦さんに（まだ高齢者は「看護婦」と呼ぶ人が圧倒的に多いですね）全部任せてあるから安心だ！」。この恐ろしい言葉を、われわれ医療者は何千回聞いたことでしょうか。この言葉が、私たち日本人の根っこにある、医療を受ける際の本質的な態度だといっても過言ではないでしょう。

おまかせ医療体質の人がいたら、すぐチェック！です（これはいままでのチェック！という意味とは多少、というか微妙にずれていますが……）。やはり医療というのは、患者さんと医療者の協働作業なのだ、ということをなるべく理解してもらえるよう、ふだんから心がけておきましょう。そして、参加型医療のなかに何とかして巻き込めるよう、がんばりましょう。

CHECK POINT 10　感染症にかかっていないか？

透析患者さんの死因の第2位は、感染症です。透析患者さんのなかで圧倒的に高齢者の死亡率が高いはずですので、感染症で亡くなる透析患者さんの大半は高齢者である、といってもよいかもしれません。

高齢者は易感染症の状態に

では、高齢者が感染症で亡くなるのはどうしてなのかを考えます。まず、高齢者の多くが栄養不良であることが挙げられます。栄養状態が悪いと、外部からの侵入者である感染源との戦いに勝てないことが増えてきます。さらに、糖尿病患者さんが多いことから免疫力の低下、血清アルブミン（Alb）が低いことからつねに溢水状態に近いことなど、多くの不利益が存在します。あるいは慢性炎症（MIA症候群など）が背後にあり、つねに易感染性の状態にあるともいえるでしょう。

脳血管障害が多い

さらに、脳血管障害が多いことも見逃せません。脳梗塞や脳出血などの既往がある人は、摂食力が低いことに加え誤嚥しやすいため、誤嚥性肺炎が起こりやすくなります。誤嚥性肺炎の死亡率は非常に高いですね。

このように栄養障害を伴っているうえに、多くの悪条件下で易感染性の状態にあるため、感染しやすく、感染したら治らないという状況になりやすいのです。

高齢者をみたら、①血清 Alb、② CRP 値、③脳梗塞などの誤嚥を誘発する合併症、④胸部レントゲン写真などで溢水状態を確認しましょう。そこまでいかなくとも、肺が何となく白っぽくて風邪でもひいたら危なそうだ、という状況にないかチェック！です。

＊　＊　＊

さて、高齢透析患者さんの特徴とチェックポイントを挙げてきました。高齢であるということは、それ自体があらゆる不利な条件を抱えていることを示している、と考えてもよいでしょう。みんなで知識を共有し、本人のみならず家族にもはたらきかけ、生活全体をみていかなければ、高齢者の透析というのはうまくいかないのだな、とあらためて思います。

〈引用・参考文献〉
1) 赤塚東司雄. ヒヤリ・フット指数の考案. 透析ケア. 11 (6), 2005, 661-5.

7日目 3時間目

この時間のテーマ
認知症をもつ透析患者のチェックポイント

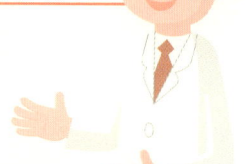

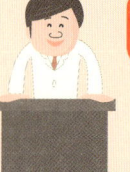

> **認知症患者さんのケアはどこに注目すべきかについてお話しします**
>
> 7日目最後のこの時間は「認知症をもつ透析患者さん」を取り上げます。高齢化と認知症は隣り合わせの問題なので、2時間目で取り上げた部分と重なることが多いかもしれません。しかし、私たちが今後透析医療を行っていくにあたり重要性が増していくことが確実な問題なので、深く掘り下げたいと思います。

　維持透析施設では多人数を同時に治療するため、効率化が重要なポイントになります。ところが認知症患者さんというのは、その効率化からはもっとも遠いところにいる存在でもあります。透析施設からみた認知症患者さんの特徴をあえて挙げるなら、次のようなことがいえるでしょう。

①欲求をストレートに出しがちで、周りの状況をあまり考慮することがない
②欲求が発生したときに、待ちきれない、待ってくれない、なかなか理解してくれない、という状態になりやすい
③欲求を自分で実行できないため、日常生活の大半に介護が必要になる

　透析施設における認知症患者さんの問題とは、この効率化と個別化をどのように融合させ解決に導くか、という問題といえるかもしれません。ただ、認知症患者さんは自分の欲求をストレートに出すからこそ、私たちスタッフがほとんど気づいていない多くの問題点を気づかせてくれるという側面もあるのです（ほかの患者さんは口にしない分、きっとがまんしてくれているのです）。そう、認知症患者さんとは、あなたの透析室を写す鏡ともいえる存在です。

CHECK POINT ① 食べすぎていないか？

なぜ認知症患者さんでは食事制限がむずかしいのか

　高齢者は栄養状態がよくない人が多い、と2時間目で述べました。栄養不良に悩むケースのほうが多いと思われますので、むしろ厳しい栄養指導をしすぎないように注意すべきです。

制限の意義も理解してもらえません

　しかし、急性の脳血管障害による認知症やアルツハイマー型認知症など、若年で発症した人の場合、食欲が旺盛で制限することが困難な人もいます。このような状況となった場合、特徴1、2で挙げた問題がネックとなり、解決が困難になります。「食べたい」という欲求がストレートに出てしまい、透析を受けている自分、という存在を認識することはなく、制限の意義もほとんど理解してくれないことでしょう。ですから、認知症患者さんでは食べすぎていないか、チェック！です。

　このようなケースでは透析間体重増加量が多くなりがちです。水分摂取による体重増加と区別するためにも、透析前の血中尿素窒素（BUN）値、リン（P）値、カルシウム（Ca）値、血清尿酸濃度（UA）値、ナトリウム（Na）値などを比較検討し、食事を多量にとっているのか、水分が主体なのかなどを判定する必要があります（検査結果があれば血清総蛋白、アルブミン値なども検討しましょう。これらはBUNやクレアチニン〈Cr〉ほどには頻繁に検査しないため、いつも適切な時期に使えるとは限りません）。

家族も困っているかもしれない

　認知症が進行した患者さんでは、家で食べ物を隠しても探し出して食べてしまうこともあり、家族が対処不可能であることが多いです。患者さんの家族はとても困っているであろうことを察知しましょう。けっして「食べすぎですから、あまり食べさせないように注意してください」とあっさり言っておしまいで、ますます家族は困るだけ、ということのないようにしましょう。

食べすぎる認知症患者さんへの対処

さて、ではこのようなケースでは具体的にどうしたらよいのでしょうか？とれる手段は少ないですし、これさえ行えば大丈夫、というものもありませんが、以下に列挙してみます。

①食中水分の少ない食べ物を摂取してもらう

このような場合は食べたいだけ食べさせるしかないので、家族にはせめて体重増加が抑えられるものを与えるよう指導しましょう。

②透析時間を延長する

また、認知症患者さんが食べすぎて体重増加が著しくなったとしても、増加分をきっちり除水するのに見合う透析時間を確保できるのなら問題は少ない、と割り切りましょう。透析時間が十分長いということは、除水もふだんより多くでき、血清 P 値も Ca 値も管理目標内に収めることができるはずです。電解質や P、Ca も十分補正されますので、透析を継続するのみよりはもうすこしよい状況といえるでしょう。ここが確保されれば 100 点とはいえませんが、85 点ぐらいの対応ではないでしょうか？

③透析治療の到達目標を下げる

②までは、認知症患者さんの透析を実施していくうえではかなりいい線をいっている対応ですが、問題は除水をしっかり行うために透析時間を長くとろうとしても、飽きてしまって「もう嫌だ！ 帰りたい！」と騒ぎだす、というようなケースです。このようなケースでは、透析を継続していくことのみを目標とし、それ以上のことは当面望まない、という割り切りがどうしても必要になります。そのため、最低限必要なこと＝透析を継続していけることでがまんするのです。それでは、具体的にはどのような水準でがまんすることをいうのか、2 つのケースを例に考えてみましょう。

3 認知症をもつ透析患者のチェックポイント

Case1

高カリウム（K）血症がひどく、平均して 7.5mEq/L、ひどいときには 8.0mEq/L を超えてしまうような認知症患者さん。果物や生野菜が好きで、それがないと不機嫌になり、大声を出してずっとどなり散らす。気に入らない食事が出てくるとたいへんな騒ぎになるので、いけないこととはわかっていても、家族は食べさせざるを得ない。

このようなケースでは、杓子定規に「Kは5.9mEq/L以下でないと危険です！ 絶対にこれ以上にしないでください！」などと言ってしまうと、家族は患者さんと指導スタッフとのあいだで板挟みとなってしまいます。いくらそのほうがよいとされていることでも、できないことを要求してはいけないのです。

このような患者さんには、「せめて6.9mEq/Lを超えないように」という目標を考えましょう。それであれば家族もいっしょに考えることができます（家族のいない1人暮らしの人についてはいまは考えないことにします。ここで問題になっているようなレベルの認知症の人であれば、1人暮らしはとうてい無理だからです）。

果物がどんなに好きでも、家に買い置きはしないでそのつど買ってきてもらったり、アーガメイト®ゼリーやカリメート®を何とかしてすこしでも飲んでもらったりすることから始めましょう。ただ、何度も言いますが、けっしてこれでよいという目標ではありません。危険と隣り合わせであり、高K血症による事故は当然起こりうるということは十分説明が必要です。

Case2

透析間体重増加量が多く、せめて今日はもう1時間透析をしたいのに、絶対に時間延長を納得してくれない。持ち越し持ち越しで週末になってもドライウエイトまでいかず、「次の週まで中2日もつだろうか」とスタッフみんなが心配している。しかし、本人はすこしでも透析が長引くと、針が刺さったまま怒りだす。

このような患者さんに対しては、次のような対処が考えられるでしょう。
① 月・水・金の透析日のあいだのいずれかの曜日（火・木・土）に来てもらい、何とかもう1日透析をする（この週4回透析は、月に1度だけ保険診療でも許されていますね）
② ナースが1人つきっきりで会話をして退屈させないようにし、何とか1時間余分に時間を確保する（これは、透析医療の現状ではもっともむずかしい対処かもしれません）
③ あまり好ましいことではないかもしれないが、鎮静薬で眠ってもらったり気持ちを鎮めてもらい（家族の同意が必要）、何とか透析時間を確保する

ぎりぎり達成可能で安全が確保できる目標は何？

このような場面は具体的に挙げていくといくらでもあるのですが、きりがないのでやめます。要するに、ぎりぎり達成可能で安全が確保できる目標は何なのだろう？　という見極めを迫られる問題なのだということを言いたかったのです。

CHECK POINT 2　患者家族と書面により情報伝達を行っているか？

認知症患者さんの透析を続けていくうえで、もっとも重要な情報は家族構成です。キーパーソンは誰か？　日常の連絡を誰ととるのか？　連絡ノートの活用など書面による情報のやりとりがどうしても必要になります。いまどのような方法で家族と連絡をとっているのか、チェック！しましょう。患者さんの家族も、多様な注意を口頭でされても覚えきれません。「あれはどうだったか？」と思ったときにさっと見られるものを活用しなければなりません。

連絡ノートには意義がある

そして、それ以外に重要な役割が連絡ノートにはあります。ここで問題とされるレベルの認知症患者さんは、まず透析室での指示や注意をほとんど理解しておらず、何を言われたかも覚えていません。そのような患者さんでは、家でも透析室でも通院途中でも、さまざまな事故が起こりやすいと思ってお

くべきです。事故が起こったときに、みなさんがきちんと対処していた、注意をしていたという証拠を残すためにも、どんなささいな注意点でも書面で行うのがベストです。日常生活に密着した連絡ノートはとても適切だと思います。

CHECK POINT 3　介護度が増したときのことを想定できているか？

　介護度が大きく変化する可能性があることは、つねに意識しておかなければなりません。認知症患者さんの場合、脳血管障害を合併している確率が非常に高いため、新たな脳血管障害を起こしやすい患者群といえます。新たな脳血管障害は、つねに介護度の上昇と背中合わせです。患者さんの家族は、介護度が増したときのことを想定できているかどうか、チェック！です。

家族の理解を得ておくこと

　患者さんが自身で通院できなくなる日がくる可能性をつねに考慮し、ふだんから家族とそうなった日のことを相談するようにしましょう。いまでも昔の医療制度のままのイメージで病院に期待をかけている家族というのは非常に多いため、いざそのような事態が発生したときに現状の仕組みに応じた対応（在宅中心、老人保健施設〈老健〉・療養型病床などの活用）を勧めても、「総合病院に入院させてくれ」の一点張りなどというケースがあとを絶ちません。

　あなたの施設が外来透析のみのサテライト施設なのか、急性期の総合病院なのか、あるいは老健を併設した施設なのかによっても違ってきますが、ふだんから何かあったときにどのような展開になるのかを教えておいてあげないと、誤解が生じてお互いに不愉快な思いをしかねません。

CHECK POINT 4　動脈硬化病変や足病変が生じていないか？

　透析患者さんでは、認知症を合併する率が高いといわれています。認知症

が発症するということは、脳血管障害があることを示しており、動脈硬化が原因であるということになるでしょう。2時間目にも説明しましたが、動脈硬化病変に対するチェック！が必要です。

そして、足病変もチェック！です。これも高齢透析患者さんに当てはまる内容と同じですが、一般の高齢透析患者さん以上に自分で足の症状を訴えることがほとんどありません。周りが定期的に観察を怠らないことが大切です。なるべく効率的に行うために、ヒヤリ・フット指数[1]（217ページ）なども利用してください。

CHECK POINT 5　自己管理はどの程度できるか？

認知症患者さんでは、自己管理に限界があることが多いです。どの程度の自己管理が可能か、家族構成なども含めてどのあたりまでできるのかをつねにチェック！しましょう。

インスリン導入はどうしましょう？

たとえば、糖尿病が悪化してインスリンを導入しなければならないが、家族に相談したところ「とても無理です」と言われることが多くあります。こんなときはどうすればよいでしょうか？

当院でも、高齢者2人暮らしの患者さんの血糖コントロールが悪化したことが何度もあります。インスリンを打とうにも針が見えずとても無理、しかし経口血糖降下薬は（持続的な低血糖の危険性があるため）透析患者さんにはあまり使用しないほうがよいし……と悩んだ末に選択したのが、長時間型のインスリンを透析後に週に3回だけ打つ、という非常に柔軟な（アバウトともいう）対応でした。

そもそも透析液は糖濃度が100mg/dL程度に調整されていますので、透析をするだけで血糖コントロールはある程度よくなります。そこに週3回でもインスリンを使えば、多少なりとも血糖コントロールが改善するのではないか？　安全だし、何よりずっと週に3回本人に練習してもらえば何とかな

るだろう……程度のノリで始めたのです。しかしもくろみは見事に外れ、4ヵ月練習してもやっぱり針が見えず、とても「家で1人で打っていいよ」ということにはなりませんでした。

ところがそのうちに、血糖コントロールがすこしずつよくなったのです。週3回、2単位ずつでよいからインスリンを打つというのは、それはそれで役に立つこともある、と思ったしだいです。

インスリンは毎日、それもできれば1日3回打って、しっかり血糖コントロールをするべきだというふうに思い込んでしまうと、こんなやり方はとんでもない方法だ！と糖尿病専門医にはしこたま叱られるかもしれません。しかし、この方法がその人にとって最良である場合もありますので、一応みなさんも頭の片隅に入れておいていただければと思います。

CHECK POINT 6　どの程度までなら介護を受け入れてくれるか？

認知症患者さんの場合、他人が家に来ることを嫌って介護に抵抗する場合などがあります（本人のみならず、「家が散らかっているところを見られたくない」という理由で家族が拒否することもあります）。そのために公的な介護サービスを利用できず、家族が疲弊しきってしまい、介護そのものを放棄するということにもつながりかねません。ふだんから（家族も本人も）どの程度の介護を受け入れてくれるのかという点も注意してチェック！しておいたほうがよいでしょう。

CHECK POINT 7　歩行状態は良好か？

認知症患者さんは歩行状態が不安定となっています。転倒・骨折に注意しましょう。透析室への入退室時は、とくにチェック！が必要です。通常の高齢者以上に平衡感覚が悪く、日常生活動作が落ち、臥床機会が多いために骨粗鬆症が進展しており、すこしつまずいただけで大腿骨骨折という事態が増

えます。

　骨密度を定期的に測定し、適切に骨粗鬆症治療薬を投与しましょう。また、透析施設内の移動などについても十分注意するといった対策をしっかり立てておいてください。

CHECK POINT 8　透析への理解は得られているか？

透析拒否されたら……

　透析を受ける必要があるということを、理論的に理解することがむずかしいのが認知症患者さんです。言われたとおりにシャント肢を差し出して穿刺させてくれているうちはよいのですが、透析を拒否し始めた場合、説得できないケースが生じます。興奮し、激しく拒否し始めた場合は無理強いしないようにします。本人が完全に拒否の体制をつくってしまわないうちに、「今日はやめようね」と言って透析を中止しましょう。日を改めると、何事もなかったかのように透析に来てくれることも多いので、次を待ちます。

家族といっしょに考えておくこと

　しかし、次回も来なくなる場合もあります。その場合は透析拒否の問題とつながっていくので、ここでついでに語ることはできませんが、どの程度のコミュニケーションがとれるか、どうやってとるのか、誰がとるのか、リビングウィルをどうするのか、などをふだんからチェック！しなければなりません。スタッフだけでなく、ある程度家族といっしょに考えておくことが重要です。

CHECK POINT 9　尿毒症が進行していないか？

　一般の高齢患者さんも筋肉量が少ないということは2時間目でお話ししましたが、認知症患者さんではさらに筋肉量の少ない人が多いと思っておくべきです。腎障害進行の程度と血清クレアチニン（Cr）値が一致していない

ことが多く、見かけの検査値以上に尿毒症が進行していることが多くあります。認知症患者さんの場合、さらにそれが著しいことが多いと認識し、チェック！を怠らないようにしましょう。

CHECK POINT 10 感染症にかかっていないか？

感染症にかかっても、典型的な症状が出るまで周りから気づかれないことがあります。したがって発見が遅れ、重症化する人も多くなります。感染症にかかっていないか、チェック！しましょう。認知症患者さんの風邪は、一段重く病状を評価することが重要です。

結核に要注意！

また、忘れてはならないのが、結核です。免疫状態が低下して栄養状態が悪いと、結核の標的になりやすくなります。認知症が著しく介護が必要、そして結核となると、受け入れてくれる隔離病棟を探すのすら困難ということもめずらしくありません。胸部写真をみるときも、つねに結核を頭に入れてみるようにしてください。

＊　＊　＊

さて、7日目は3つの患者さんのパターンにおけるチェックポイントを解説してきましたが、どんな観察ポイントであっても、その背後にはかならずそれをひき起こす病態生理的な問題が横たわっているということを忘れないようにしてください。

〈引用・参考文献〉
1) 赤塚東司雄. ヒヤリ・フット指数の考案. 透析ケア. 11 (6), 2005, 661-5.

7日目 小テスト 患者別チェックポイント

よ〜い はじめ！

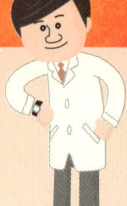

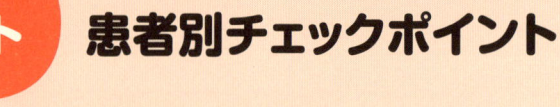

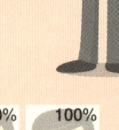

1時間目　計画透析導入後間もない患者のチェックポイント

理解度 ▶ 50% 80% 100%

Q1. 透析導入前は血糖コントロールがとてもよかった患者さんの血糖値が、導入後2ヵ月くらいでどんどん上がってしまい、HbA1cも5.5%→8.5%まで上昇してしまいました。糖尿病が悪化したのでしょうか？説明してください。

Q2. 透析導入期と維持期の透析方法の方針を簡単に説明してください。

2時間目　高齢透析患者のチェックポイント

理解度 ▶ 50% 80% 100%

Q1. 高齢者に多い価値観を3つ挙げてください。

Q2. 高齢者の要介護者と日常生活自立者の比率を挙げてください。

Q3. 下記の2点について説明してください。
①高齢者が自宅で、自力で生活していくうえで重要なポイント
②透析スタッフが協力するうえで知っておくべき重要なポイント

3時間目　認知症をもつ透析患者のチェックポイント

Q1. 「認知症患者さんは、あなたの透析室を映す鏡」といわれる理由を説明してください。

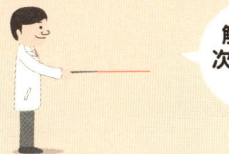

Q2. 認知症患者さんを診ていくうえで、家族との連絡ノートを活用する施設が増えています。連絡ノートの利点を説明してください。

解答は次ページへ

7日目 小テスト 解答

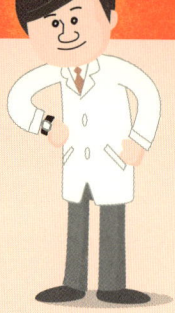

1時間目　計画透析導入後間もない患者のチェックポイント

A1. 慢性腎臓病（CKD）の保存期の最後の時期である透析導入直前は、もっとも体調が悪く、動けない、食べられない、元気がない時期です。当然痩せてぼろぼろという状況でしょう。ところがこういう人が透析導入され順調に経過すると、どんどん元気になり、食欲がでて、太ってきます。糖尿病の人は血糖値ががんがん上がってきます。しかし、血糖コントロールが悪くなったと悲観する必要はありません。ただ単に元気になっただけです。元気な人には元気な人なりの血糖コントロールが必要です。そういう状態だと理解して、再度血糖コントロールにチャレンジすればよいのです。

A2. 透析導入期は、体内環境の激変を避け、順調な経過を得るためにも緩徐な透析導入という考えかたが必要です。それに対し、維持期の透析は必要十分な透析量を確保し、適切な除水を行うことが求められます。

2時間目　高齢透析患者のチェックポイント

A1. ①苦しみたくない、②他人に迷惑や負担をかけたくない、③意味のある余生を過ごしたい、が上位を占めています。

A2. 要介護者は25％、日常生活自立者は75％です。

A3. 《高齢者が自宅で、自力で生活していくうえで重要なポイント》
　誰とどのような生活を送っているか？（1人暮らしかそうでないかがもっとも重要なポイントです）。
《透析スタッフが協力するうえで知っておくべき重要なポイント》
　患者さんが家で何をしているか？（これがみなさんに収集してほしい患者さんの情報でもっとも重要です。みなさんは透析室にいるときの患者さんのことはたいへんよく知っています。ところが、家での生活状況はあまりよくわかっていません）。

3 時間目　認知症をもつ透析患者のチェックポイント

A1. 周りの状況をあまり考慮することなく、みずからの欲求にしたがって、ストレートに要求をしてくるため、ほかの患者さんが言い出しにくい不満・問題点などがあきらかになりやすいからです。

A2. 日常診療においては、患者さんに対する注意点、要望などを具体的に伝達できること、後からでも確認が可能なこと、それによって家族と施設双方の理解が深まることなどが、連絡ノートのもっとも大きな利点です。またもう一つの重要な役割は、あらゆることを書面で残すことにより、事故などが発生したとき、問題点に気づいていたか？　施設側がきちんと対処できていたか？　対処するつもりがあったか？　問題点に対してしっかり対処できていたか？　など、客観的な資料となることが挙げられます。

索引　index

数字
10％塩化ナトリウム注射液 …… 156
24時間心電図 …… 99

欧文
BUN …… 78、157
CAG …… 99
Cr …… 78
CVD …… 92
D-ソルビトール …… 142
ECUM …… 36、150
Hb …… 78
Ht …… 78
Kt/V …… 73、209
MIA症候群 …… 220
PTA …… 115、205
rHuEPO …… 86、182
TAC-BUN …… 74

あ
アーガメイト® ゼリー …… 83、194、225
アスピリン …… 216
アメジニウムメチル硫酸塩 …… 35
アルミゲル® …… 177
アルミニウム製剤 …… 177
アンジオテンシン変換酵素 …… 148

い
遺伝子組み換えヒトエリスロポエチン …… 86、182
インスリン …… 228

え
エスポー® …… 86
エチレフリン塩酸塩 …… 35、37
エホチール® …… 35、37
エポエチンアルファ …… 86
エポエチンベータ …… 86
エポジン® …… 86
エリスロポエチン …… 14、75、159
塩分 …… 190
　――摂取量 …… 43

か
拡散 …… 17、20
カリウムイオン …… 82
カリメート …… 83、140、195、225
感染症 …… 220、231
冠動脈造影 …… 99

き
狭窄 …… 112
筋痙攣 …… 154

く
グリセオール® …… 158、206

index

クレアチニン	78

け

ケイキサレート®	140
経皮的血管形成術	115、205
下剤	141
血圧低下	30、47、147
血液検査	77
血清アルブミン	49
血清クレアチニン	215
血清ナトリウム	49
血中尿素窒素	78、157、209
血糖コントロール	228
血流量	110
限外濾過	17、21、22
検査	72

こ

高齢透析患者	212
誤嚥性肺炎	221
骨粗鬆症	229

さ

採血	79
再循環	111
細胞外液量	11
酸塩基平衡	146

し

ジピリダモール	158
シャント	109
——瘤	112

出血性貧血	89
循環血漿量	32、37
心胸比	54
心筋梗塞	96
心筋シンチグラフィ	99
シングルニードル透析	122
心血管系疾患	92
心血管障害	217
腎性貧血	163
浸透圧	11、17、18、45
心拍出量	33、37
心不全	57

せ

生理食塩液	35
セベラマー塩酸塩	140、172、194
穿刺部	119
センナ	141
センノシド	141

た

体重増加	39
ダルベポエチンアルファ	86
炭酸ランタン水和物	176
蛋白質	189

て

低栄養	87
鉄欠乏性貧血	86、163
鉄剤	159、182
電解質	10、73、145

index

と
透析液温 ……………………… 37
透析膜 ………………………… 17
糖尿病 ………………………… 144
動脈硬化 ………… 33、148、216、227
動脈表在化 …………………… 122
ドライウエイト ……………… 47、54

な
ナトリウムイオン …………… 81

に
二次性副甲状腺機能亢進症 … 84
尿毒症 ………………………… 230
認知症 ………………………… 222

ね
ネスプ® ……………………… 86

の
濃グリセリン ………………… 158
脳血管障害 ……… 216、221、223、227
脳梗塞 ………………………… 221
脳出血 ………………………… 221

は
バスキュラーアクセス ……… 109

ひ
ビタミンD …………………… 14、76
ヒヤリ・フット指数 ………… 217
貧血 …………………………… 161

ふ
フォスブロック® …………… 140、194

負荷心電図 …………………… 99
不均衡症候群 ………… 157、205
副作用 ………………………… 184
ブルタール® ………………… 181
吻合部 ………………… 112、118
分岐部 ………………………… 118

へ
ヘマトクリット ……………… 78
ヘモグロビン ………………… 78
ペルサンチン® ……………… 158
便秘 …………………………… 138
ペンレス® …………………… 205

ほ
ホスレノール® ……………… 176
ホメオスタシス ……………… 147

ま
末梢血管抵抗 ………… 32、37
末梢動脈疾患 ………………… 217

よ
陽イオン交換樹脂 …………… 140

り
リズミック® ………………… 35

れ
レナジェル® ………… 140、194
連絡ノート …………………… 226

ろ
老廃物 ………………… 13、145

著者紹介

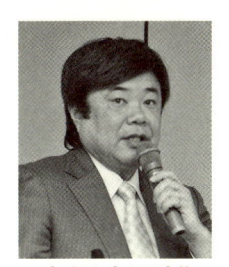

赤塚東司雄
（あかつか・としお）

《略歴》

1989年	神戸大学医学部卒業
	札幌徳洲会病院
1992年	北海道大学医学部第2内科
1995年	浦河赤十字病院
2005年	府中腎クリニック
2007年	赤塚クリニック開業

《専門・主な研究領域》

医療安全対策：透析における災害医療
透析医療従事者教育

《著書》

『透析室の災害対策マニュアル』
　メディカ出版（2008年）

『患者・スタッフ100の知りたいに答える
　血液透析はてな？がわかる！なるほどブック：
　透析ケア2008年夏季増刊』
　メディカ出版（2008年）

『最新透析医学』
　医薬ジャーナル社（2008年）

『血液透析施行時のトラブルマニュアル』
　日本メディカルセンター（2008年）

本書は、小社刊行の雑誌『透析ケア』13巻7号～15巻3号に連載された「ルーティンワークのヒミツがわかる、見直せる 透析ナースのための病態生理30分教室」から厳選・抜粋し、加筆・修正して単行本化したものです。

透析ケア別冊
わかりやすいゼミナールシリーズ①
透析ナースのための病態生理 赤塚ゼミ
2011年3月10日発行　第1版第1刷
2013年6月30日発行　第1版第3刷

著　者　赤塚 東司雄
発行者　長谷川 素美
発行所　株式会社メディカ出版
　　　　〒532-8588
　　　　大阪市淀川区宮原3-4-30
　　　　ニッセイ新大阪ビル16F
　　　　http://www.medica.co.jp/
編集担当　出路賢之介
装　幀　evolve design work
イラスト　トモダマコト
印刷・製本　株式会社廣済堂

Ⓒ Toshio AKATSUKA, 2011

本書の複製権・翻訳権・翻案権・上映権・譲渡権・公衆送信権（送信可能化権を含む）は、（株）メディカ出版が保有します。

ISBN978-4-8404-3656-4　　Printed and bound in Japan

当社出版物に関する各種お問い合わせ先（受付時間：平日9：00～17：00）
●編集内容については、編集局 06-6398-5048
●ご注文・不良品（乱丁・落丁）については、お客様センター 0120-276-591
●付属の CD-ROM、DVD、ダウンロードの動作不具合などについては、
　デジタル助っ人サービス 0120-276-592